겨울날 눈송이처럼
너를 사랑해

겨울날 눈송이처럼 너를 사랑해 : 아빠가 들려주는 감성태교동화

초판 발행 2015년 11월 23일
2쇄 발행 2016년 2월 19일

지은이 이야기꽃 / **그린이** 천은실 / **펴낸이** 김태헌
총괄 임규근 / **기획·편집** 권형숙 / **디자인** 인앤아웃
영업 문윤식, 조유미 / **마케팅** 박상용, 서은옥 / **제작** 박성우

펴낸곳 한빛라이프 / **주소** 서울시 마포구 양화로 7길 83 한빛빌딩 3층
전화 02-336-7129 / **팩스** 02-336-7124
등록 2013년 11월 14일 제2013-000350호 / **ISBN** 979-11-85933-31-3 13590

한빛라이프는 한빛미디어(주)의 실용 브랜드로 나와 내 아이, 우리의 일상을 환히 비출 수 있는 책을 펴냅니다.

이 책에 대한 의견이나 오탈자 및 잘못된 내용에 대한 수정 정보는 한빛미디어(주)의 홈페이지나 아래 이메일로 알려주십시오. 잘못된 책은 구입하신 서점에서 교환해 드립니다. 책값은 뒤표지에 표시되어 있습니다.
한빛미디어 홈페이지 www.hanbit.co.kr / 이메일 ask_life@hanbit.co.kr

Published by HANBIT Media, Inc. Printed in Korea
Copyright ⓒ 2015 이야기꽃(김민영), 천은실 & HANBIT Media, Inc
이 책의 저작권은 이야기꽃(김민영), 천은실과 한빛미디어에 있습니다.
저작권법에 의해 보호를 받는 저작물이므로 무단 복제 및 무단 전재를 금합니다.

지금 하지 않으면 할 수 없는 일이 있습니다.
책으로 펴내고 싶은 아이디어나 원고를 메일(writer@hanbit.co.kr)로 보내주세요.
한빛라이프는 여러분의 소중한 경험과 지식을 기다리고 있습니다.

아빠가 들려주는
감성 태교동화

겨울날 눈송이처럼
너를 사랑해

글 이야기꽃 | 그림 천은실
추천 정희정(미래와희망산부인과 원장)

한빛라이프

들어가는 글

아빠랑 엄마랑 도란도란

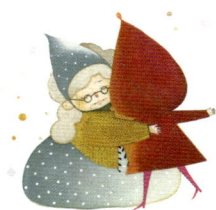

깊은 겨울 밤 눈이 내리듯 고요하게 새 생명이 찾아왔습니다.

새로운 가족을 맞이하는 예비 엄마와 아빠의 마음은 점점 분주해집니다. 배 속 아이에게 뭐든 해 주고 싶어서, 몸에 좋은 음식을 찾고 운동도 시도해 봅니다. 그리고 태교! 똑똑한 아이가 되라고, 반듯하게 자라라고, 이런저런 태교법을 고민합니다. 그러다 문득 의구심이 들기도 합니다. '얼마나 효과적일까?' 하고요.

당연한 말이지만 열 달이라는 시간이 아기가 세상에 나오기 전에 교육을 받기 위해 주어진 것은 아니겠지요. 배 속 아이가 건강하게 자라는 시간으로 열 달이 중요한 만큼 산모가 자신의 마음과 몸을 돌보는 것도 중요하겠지요. 예비 아빠가 아이와 친밀감을 쌓아가는 시간이기도 하겠고요.

이 책은 엄마와 아빠가 배 속 아이에게 온전한 사랑을 전하고, 엄마도 아빠도 자신을 잃지 않으며 함께하는 시간을 위해 씌어졌습니다. 4가지 태교법을 소개하고 그에 맞는 이야기를 담았으나 태아의 교육만을 위한 것이 아니라 엄마랑 아빠랑 함께 보고 듣고 냄새 맡고, 함께 거닐고 머물 수 있는 이야기가 되도록 고민했습니다.

최근 연구 결과에 의하면 아빠 목소리가 태교에 좋다고 합니다. 양수를 통해 밖에서 들려오는 아빠 목소리가 엄마의 몸에서 들리는 소리보다 더 잘 들리기 때문이라고요. 비단 과학적인 이유가 아니더라도 아빠가 다정하게 읽어 주는 이야기가 산모와 태아에게 사랑을 전하는 좋은 방법이라는 것은 누구나 공감하지 않을까요.

엄마랑 아빠랑 도란도란 배 속 아이와 이야기 나눌 수 있도록, 이 책에서 이야기 들려주는 화자를 아빠로 설정했습니다. 이야기 시작과 끝에 있는 태담이 아빠와 태아를 열 달 동안 이어 주기를 바라봅니다.

아이가 훗날 이 세상에서 가장 깊은 대화를 나눈 사람이 엄마와 아빠였다고, 어렴풋이 기억하고 있을지 모르니까요.

이야기꽃

추천의 글

엄마 아빠의
마음을 전하는 방법, 태교

세상에 태어난 모든 아기는 가치가 있다는 말이 있습니다. 아기는 엄마 아빠에게 있어 너무나 사랑스럽고 단 하나밖에 존재하지 않는 아름다운 가치라고 할 수 있지요.

소중한 생명이 엄마의 몸속에 자리 잡게 되었다는 소식을 듣게 되는 날부터 엄마의 몸가짐은 조심스러워집니다. 40주 동안 행여 아기에게 해가 될까 무리한 활동을 자제하고, 자극적인 음식을 피하고 시끄러운 소리는 피하게 되지요. 그런 엄마를 보며 초보 아빠도 함께 조심스러워집니다.
아직 태어나지 않았지만 매 순간 아기가 함께한다는 것을 생각하고, 작은 행동 하나라도 아기를 생각하고 하는 것이 바로 태교의 시작일 것입니다.

진료실에서 만나는 예비 엄마 아빠를 보면 예전보다 태교에 대해 신경을 많이 쓰는 눈치입니다. 최근에는 태교법도 무척 다양해졌지요. 동요와 클래식, 지금은 고전이 된 팝송을 들으며 아름다운 소리에 귀 기울이기도 하고, 태교 컬러링으로 다채로운 색을 접하기도 합니다. 임신을 했다고 무조건 쉬기보다는 여행이나 적절한 운동으로 엄마와 아기의 건강을 함

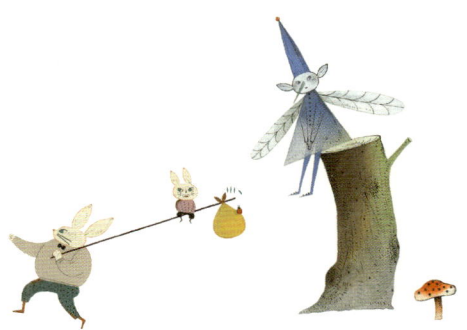

께 지키려는 노력도 합니다. 여러 가지 시도를 함께한다면 긴 임신 기간도 오히려 즐겁게 보낼 수 있을 것입니다.

그중 가장 편안한 마음으로 아기에게 해 줄 수 있는 것이 바로 태교동화가 아닐까 합니다. 태아의 기관과 감각은 순차적으로 발달하지만 대략 6주가 되면 뇌에 소리를 전하는 기관이 만들어지고 임신 5개월이면 엄마 아빠의 목소리를 인식하기 시작합니다. 말을 알아듣진 못하지만 그 파장에 반응을 하는 것이지요. 특히 중저음인 아빠의 목소리는 양수를 통한 전달력이 뛰어납니다. 하루를 마무리하는 저녁, 무거워진 몸으로 지친 아내와 배 속의 아기를 위해 아빠가 태교동화를 읽어준다면 가족 모두에게 의미 있는 시간이 될 것입니다.
환상적인 그림과 재미있는 이야기가 가득한 《겨울날 눈송이처럼 너를 사랑해》로 아기에게 말을 건네보세요. 태교는 엄마 아빠의 마음을 전하는 최고의 방법입니다.

정희정(미래와희망산부인과 원장)

이 책의 구성

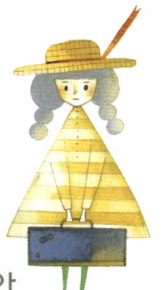

임신 기간 동안 추천하는 태교법

처음 임신 소식을 접한 날부터 아기를 맞이하는 날까지 엄마랑 아빠랑 같이 해볼 수 있는 태교는 어떤 것이 있을까요? 대표적으로 꼽을 수 있는 네 가지 태교법으로 아기와 하나되는 순간을 느껴 보세요.

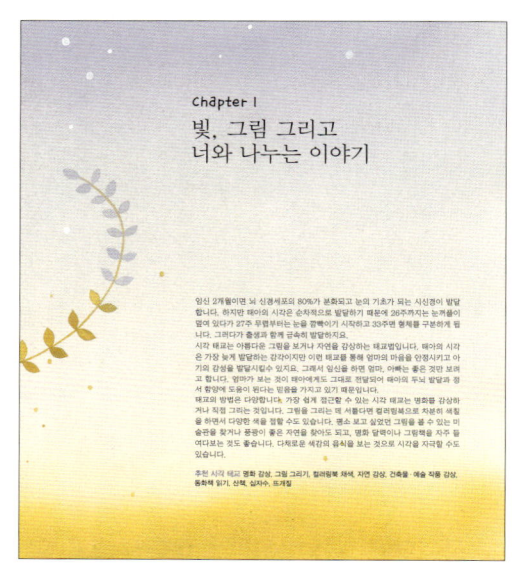

매주 하나씩 전하는 사랑의 메시지

이야기를 읽기 전 아이에게 하고 싶은 태담으로 먼저 말을 걸 수 있습니다.

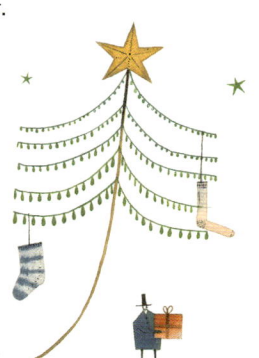

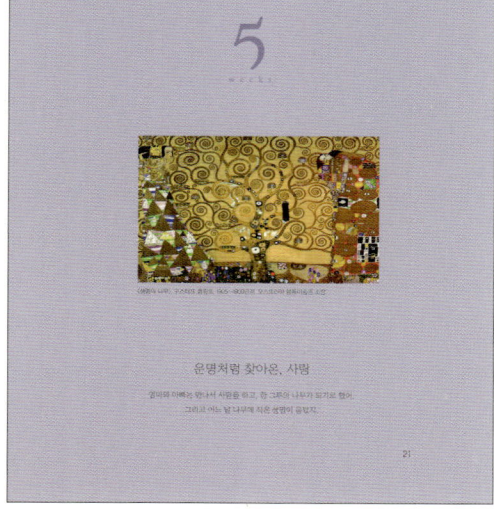

아이에게 말하듯이 읽어 주는
태교동화와 태담

아이에게 말하고 싶은 주제에 맞춰 세계 곳곳의 동화와 시, 옛이야기를 모았습니다.

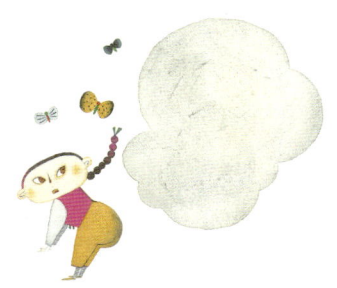

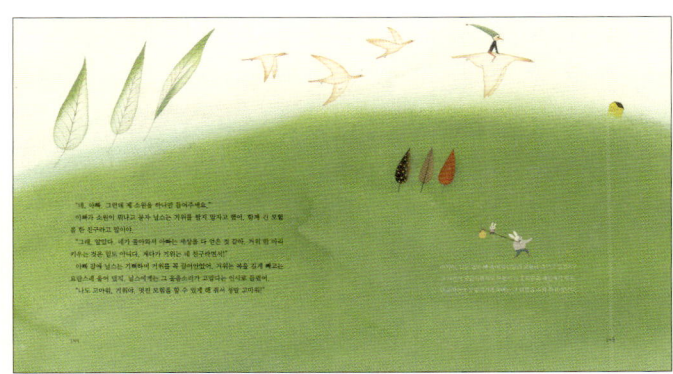

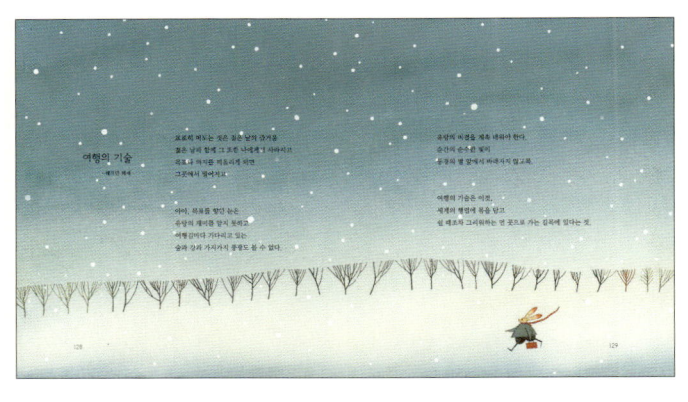

이렇게 읽어 주세요

태아는 외부에서 들려오는 다양한 소리 중 임신 기간 동안 태담을 들려준 엄마와 아빠의 소리를 기억한다고 하지요. 태어나기 전까지 엄마의 심장 리듬을 2,600만~2,800만 번을 듣는다고 합니다. 그래서 갓난아기들은 여러 사람의 목소리 중에서 엄마 목소리를 꼭 집어 알아내고, 아빠의 목소리에 반응하는 모습을 볼 수 있습니다. 심지어 엄마가 자주 불렀던 노래를 태어난 후 좋아하게 되는 경우도 있습니다.

이처럼 배 속에 있는 아이가 가장 먼저 하는 경험이 바로 듣기입니다. 그렇기 때문에 아이와의 교감을 위해 일기를 쓰고, 말을 걸어 주고, 배를 쓰다듬어 주는 노력이 필요합니다.

- 하루 일과를 마감하는 저녁, 편안한 옷으로 갈아입어요.
- 엄마 아빠가 함께 앉아 책을 펼칩니다.
- 주수에 해당하는 이야기를 엄마 아빠가 번갈아 읽어 주세요. 역할에 맞게 다양한 목소리로 바꿔 가며 읽어 주면 아이의 EQ, IQ 발달을 도울 수 있어요.

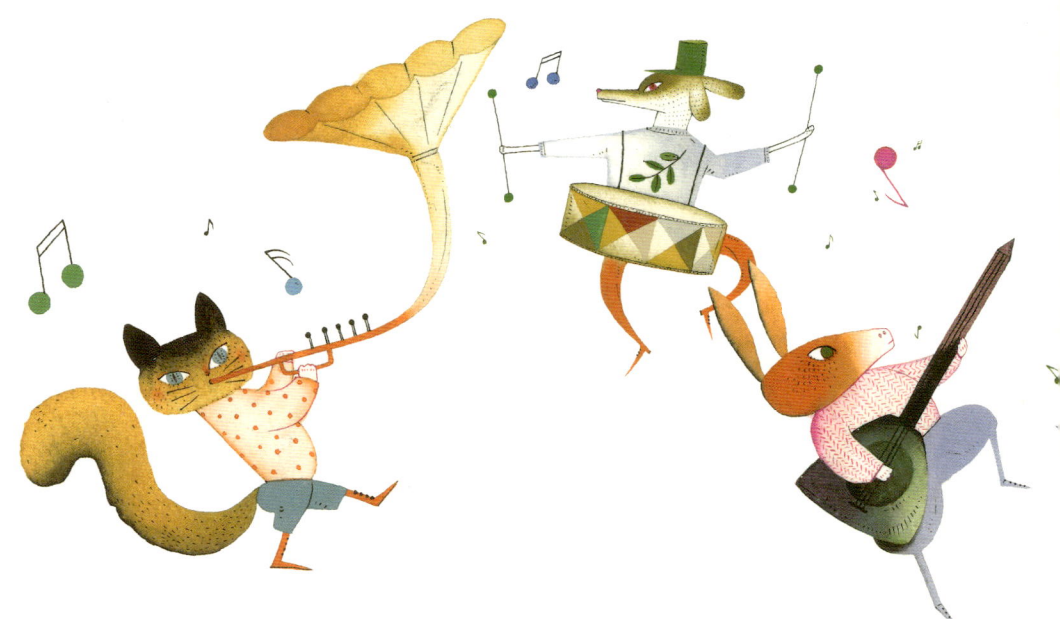

갑자기 조용한 분위기에서 책을 읽는 것이 쑥스럽거나 아직 아기에게 말 거는 게 어색하다면 책 읽기에 적당한 음악을 틀고 시작해 보세요. 마음을 어루만져 주는 따뜻한 음악, 밝고 경쾌한 음악 모두 좋습니다.

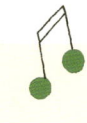

● 함께 들으면 좋은 음악 20

'차분하고 서정적인 느낌을 줘요'
드뷔시 〈아마빛 머리카락의 아가씨〉
리스트 〈파가니니 대연습곡 3번 – 라 캄파넬라〉
멘델스존 〈봄의 노래〉
모차르트 〈피아노 협주곡 23번〉 2악장 A장조 Adagio
바흐 〈G선상의 아리아〉
베토벤 〈전원교향곡〉 1악장 F장조 Allegro ma non troppo
쇼팽 〈자장가〉
쇼팽 〈전주곡 15번 – 빗방울 전주곡〉
슈베르트 〈자장가〉 2번
엘가 〈사랑의 인사〉

'경쾌하고 밝은 느낌을 줘요'
그리그 〈페르귄트 조곡 1번 – 아침의 기분〉 E장조
메르켈 〈즐거운 사냥꾼〉
모차르트 〈클라리넷 협주곡〉 A장조 2악장 Adagio
모차르트 〈피아노 소나타 11번〉 A장조
모차르트 〈피아노 협주곡 21번〉 C장조 2악장 Andante
바흐 〈안나 막달레나 바흐를 위한 작은 음악 수첩 – 미뉴에트〉 G장조
슈만 〈즐거운 농부〉
엘가 〈위풍당당 행진곡〉
하이든 〈현악4중주 5번 – 종달새〉 D장조 1악장 Allegro Moderato
헨델 〈하프시코드를 위한 모음곡 5번 – 유쾌한 대장간〉 E장조

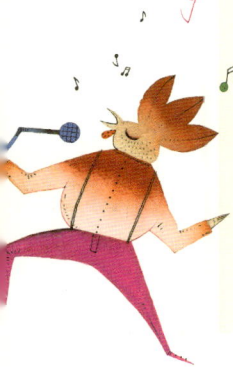

임신 주수별 태아 정보

5 week 아기가 만들어지기 시작하는 시기로, 엄청난 세포분열을 통해서 혈액세포, 신장세포, 신경세포가 나타납니다. 초음파로 아기집이 보이고 심장 소리도 들을 수 있어요.

6~7 week 팔 다리의 싹이 나타나고 눈과 귀가 생기기 시작합니다. 혈관에 피도 흐르게 됩니다. 키 1cm

8 week 팔 다리가 길어지고 손과 발이 생기기 시작합니다. 폐가 생기는 시기입니다.

9 week 발가락이 보이기 시작합니다.

10 week 눈꺼풀이 나타나고 얼굴의 윤곽도 더욱 뚜렷해집니다. 키 3.1cm / 몸무게 4g

11~12 week 아기가 만들어지기 시작하는 시기로, 엄청난 세포분열을 통해서 혈액세포, 신장세포, 신경세포가 나타납니다. 초음파로 아기집이 보이고 심장 소리도 들을 수 있어요.

13~14 week 주먹을 쥘 수 있고 치아의 싹이 나타나기 시작합니다.

15~18 week 피부가 유리처럼 투명하고 아기의 머리 위에 솜털처럼 가는 머리카락이 나타납니다. 가끔 입으로 손을 빼는 모습을 보이기도 합니다.

19~20 week 태아는 이제 들을 수 있고, 삼킬 수도 있습니다. 본격적인 태동이 느껴지는 시기입니다. 키 21cm / 몸무게 약 300g

21~22 week 아기의 솜털이 전신을 덮게 되고 눈썹과 손톱이 생기는 시기입니다. 태변이 아기의 장에서 만들어지기 시작합니다. 키 27.8cm / 몸무게 430g

23~25 week 아기가 지방을 비축할 수 있게 되어 살이 오르기 시작하며, 뼈에서는 적혈구 같은 혈액세포를 만들기 시작합니다. 키 31.5cm / 몸무게 700g

26~28 week 아기가 큰 소리에 깜짝 놀라기도 하고 눈썹이 더욱 짙어지고 지문도 나타납니다. 키 40cm / 몸무게 1kg

29~30 week 눈을 떴다 감았다 할 수 있고, 폐의 성숙을 돕는 폐계면활성제를 만들어 냅니다. 키 42cm / 몸무게 1.3kg

31~34 week 많은 지방을 비축하여 급속하게 성장합니다. 리듬감 있게 호흡하는 모습도 나타나고 이때부터 철, 칼슘, 인을 비축하기 시작합니다. 키 45cm / 몸무게 2.1kg

35~36 week 아기의 움직임이 줄어드는 대신 전보다 조금 더 무게감 있게 움직입니다. 키 47.5cm / 몸무게 2.5kg

37~40 week 아기는 이제 드디어 세상에 나올 준비를 마쳤습니다. 솜털은 어깨와 가슴 부위에만 남아 있고 손톱은 손톱 너머까지 자라게 됩니다. 머리카락이 거칠어지고 두꺼워집니다. 키 50~55cm / 몸무게 2.8~3.4kg

차례

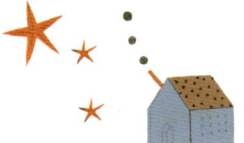

들어가는 글·· 4
추천의 글·· 6
이 책의 구성·· 8
이렇게 읽어 주세요·· 10
임신 주수별 태아 정보·· 12

Chapter 1
빛, 그림 그리고 너와 나누는 이야기

5주 · 운명처럼 찾아온, 사랑 운명적인 만남·························· 21
6주 · 엄마는 아름다워 아프로디테의 탄생···························· 25
7주 · 삶이 텅 비어 있을지라도 고흐의 편지·························· 29
8주 · 날마다 크리스마스처럼 크리스마스 캐럴······················ 33
9주 · 엄마와 아빠 사이에 눈 오는 새벽································ 39
10주 · 간절하게, 우주를 진동하도록 피노키오의 모험············ 43
11주 · 대나무를 닮아, 올곧게! 양죽기··································· 49
12주 · 부모라는 이름 신사임당 이야기································· 53
13주 · 세상 가장 포근한, 엄마 품 새는 새는·························· 57

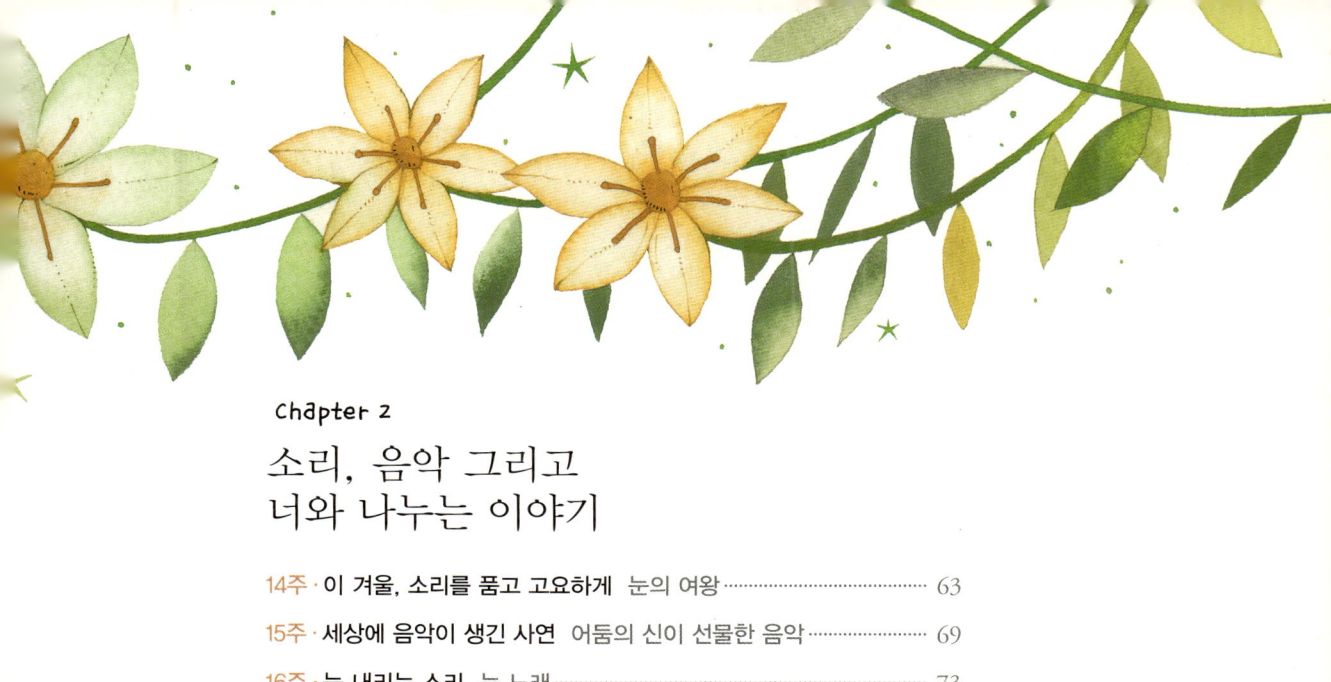

Chapter 2
소리, 음악 그리고
너와 나누는 이야기

14주 · 이 겨울, 소리를 품고 고요하게 눈의 여왕 ·············· 63

15주 · 세상에 음악이 생긴 사연 어둠의 신이 선물한 음악 ·············· 69

16주 · 눈 내리는 소리 눈 노래 ·············· 73

17주 · 음악이 주는 행복 브레멘 음악대 ·············· 77

18주 · 즐겁게 노래하면 즐거운 인생 노래하는 소년 ·············· 83

19주 · 들려온다, 수줍게 사뿐히 내려앉아도 눈 오는 저녁 숲가에 멈춰 서서 ·· 87

20주 · 어릴 적 들었을, 그리운 소리 딸랑새 ·············· 91

21주 · 내면의 귀를 열면 베토벤 이야기 ·············· 95

22주 · 사랑한다면 노래를 세레나데 ·············· 99

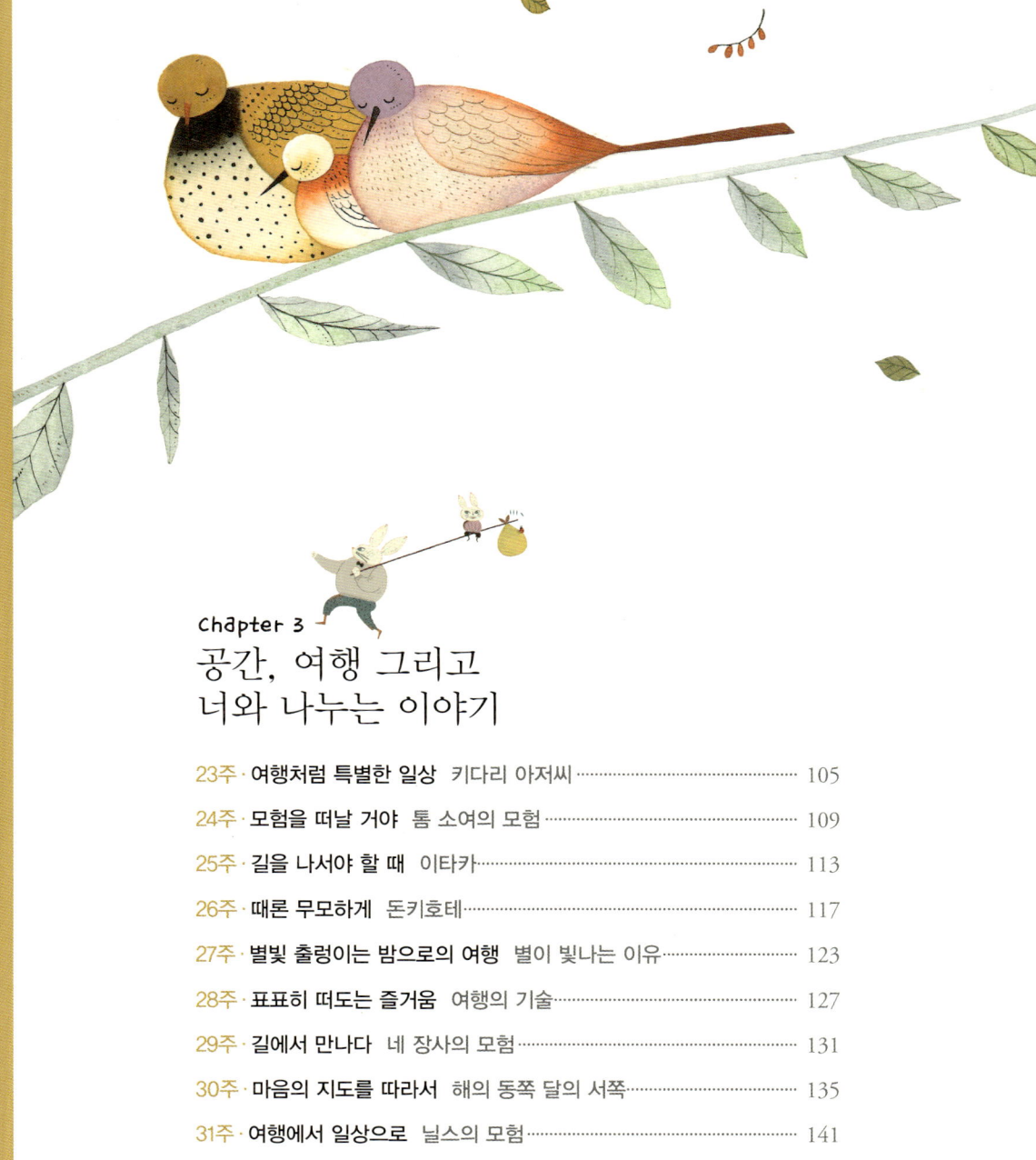

Chapter 3
공간, 여행 그리고 너와 나누는 이야기

23주 · 여행처럼 특별한 일상 키다리 아저씨 ················· 105
24주 · 모험을 떠날 거야 톰 소여의 모험 ··················· 109
25주 · 길을 나서야 할 때 이타카 ··························· 113
26주 · 때론 무모하게 돈키호테 ······························· 117
27주 · 별빛 출렁이는 밤으로의 여행 별이 빛나는 이유 ······· 123
28주 · 표표히 떠도는 즐거움 여행의 기술 ···················· 127
29주 · 길에서 만나다 네 장사의 모험 ······················· 131
30주 · 마음의 지도를 따라서 해의 동쪽 달의 서쪽 ··········· 135
31주 · 여행에서 일상으로 닐스의 모험 ······················· 141

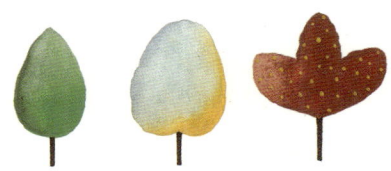

Chapter 4
냄새, 향기 그리고
너와 나누는 이야기

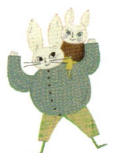

32주 · 언 땅을 뚫고 올라온 봄은 코끝으로 찾아와 거인의 정원 ·········· 149

33주 · 행복을 부르는 냄새 빵 굽는 아줌마 ······································ 153

34주 · 꽃 향기, 사랑의 메신저 치자꽃 아가씨 ···································· 159

35주 · 알알이 추억이 밴 냄새 석류 ··· 163

36주 · 뭉게뭉게 그리운 냄새 빨간 모자 ·· 167

37주 · 저마다 다른 냄새 방귀 장수 ··· 173

38주 · 여인의 향기 그리고 엄마 냄새 코코 샤넬과 샤넬 'No.5' ············ 177

39주 · 달콤한 우정의 향 배나무와 벌의 선물 ····································· 183

40주 · 삶의 향기 포도밭에 숨긴 보물 ··· 187

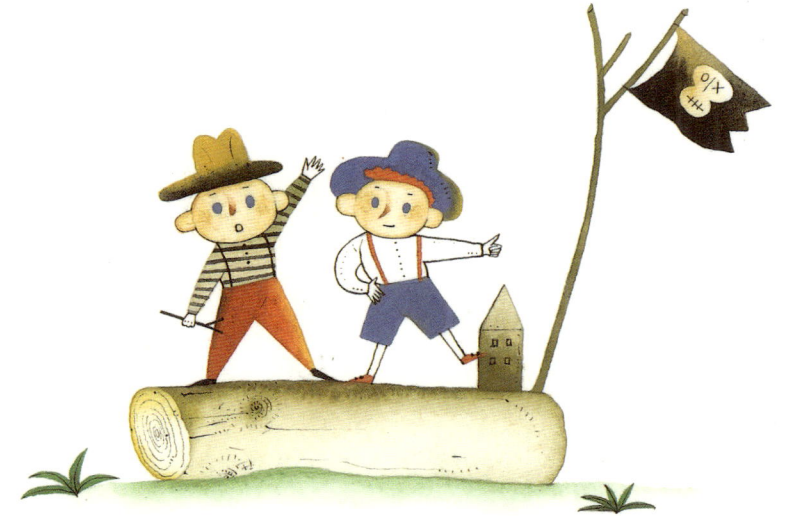

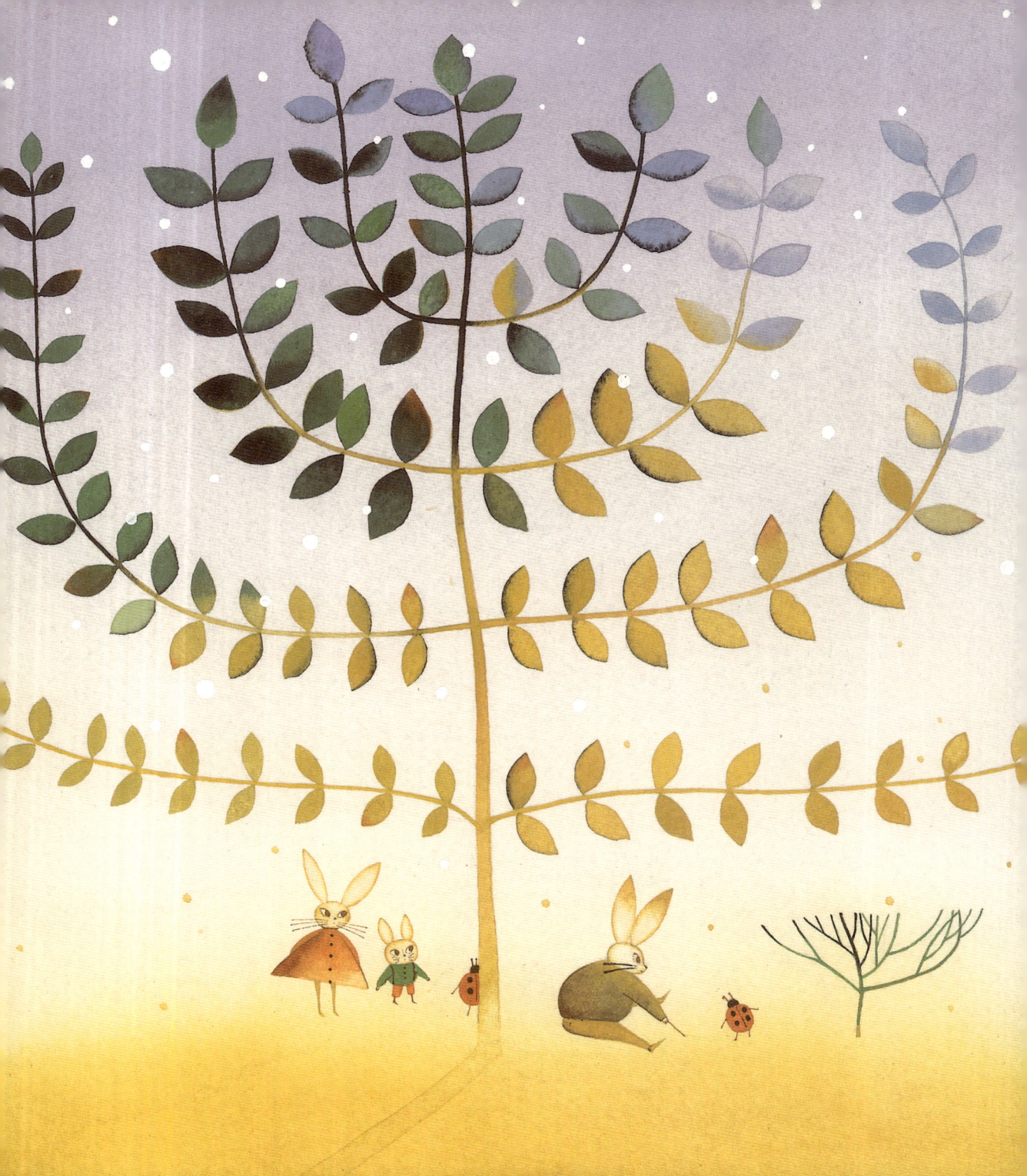

Chapter 1
빛, 그림 그리고
너와 나누는 이야기

임신 2개월이면 뇌 신경세포의 80%가 분화되고 눈의 기초가 되는 시신경이 발달합니다. 하지만 태아의 시각은 순차적으로 발달하기 때문에 26주까지는 눈꺼풀이 덮여 있다가 27주 무렵부터는 눈을 깜빡이기 시작하고 33주면 형체를 구분하게 됩니다. 그러다가 출생과 함께 급속히 발달하지요.

시각 태교는 아름다운 그림을 보거나 자연을 감상하는 태교법입니다. 태아의 시각은 가장 늦게 발달하는 감각이지만 이런 태교를 통해 엄마의 마음을 안정시키고 아기의 감성을 발달시킬수 있지요. 그래서 임신을 하면 엄마, 아빠는 좋은 것만 보려고 합니다. 엄마가 보는 것이 태아에게도 그대로 전달되어 태아의 두뇌 발달과 정서 함양에 도움이 된다는 믿음을 가지고 있기 때문입니다.

태교의 방법은 다양합니다. 가장 쉽게 접근할 수 있는 시각 태교는 명화를 감상하거나 직접 그리는 것입니다. 그림을 그리는 데 서툴다면 컬러링북으로 차분히 색칠을 하면서 다양한 색을 접할 수도 있습니다. 평소 보고 싶었던 그림을 볼 수 있는 미술관을 찾거나 풍광이 좋은 자연을 찾아도 되고, 명화 달력이나 그림책을 자주 들여다보는 것도 좋습니다. 다채로운 색감의 음식을 보는 것으로 시각을 자극할 수도 있습니다.

추천 시각 태교 명화 감상, 그림 그리기, 컬러링북 채색, 자연 감상, 건축물·예술 작품 감상, 동화책 읽기, 산책, 십자수, 뜨개질

5
weeks

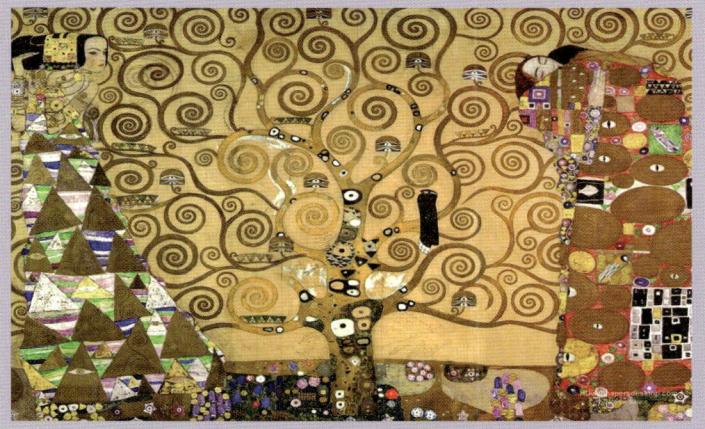

〈생명의 나무〉, 구스타프 클림트, 1905~1909년경, 오스트리아 응용미술관 소장

운명처럼 찾아온, 사랑

엄마와 아빠는 만나서 사랑을 하고, 한 그루의 나무가 되기로 했어.
그리고 어느 날 나무에 작은 생명이 움텄지.

운명적인 만남

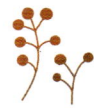

　한적한 시골 길을 걷던 남자는 밭에서 일하는 여자를 보고 걸음을 멈췄어.
　여자에게 가벼운 인사를 건네고 잠시 이야기를 나누었지. 아주 짧은 시간이었지만 남자는 여자에게 마음이 끌렸어. 여자를 뒤로하고 길을 걸어가는데, 따듯한 겨울 햇볕을 받고 서 있던 여자의 자태와 선한 얼굴이 자꾸 떠올랐지.
　순간의 감정이라는 생각은 들지 않았어. 그렇지만 어째서 그런 감정이 드는지도 알 수 없었지.

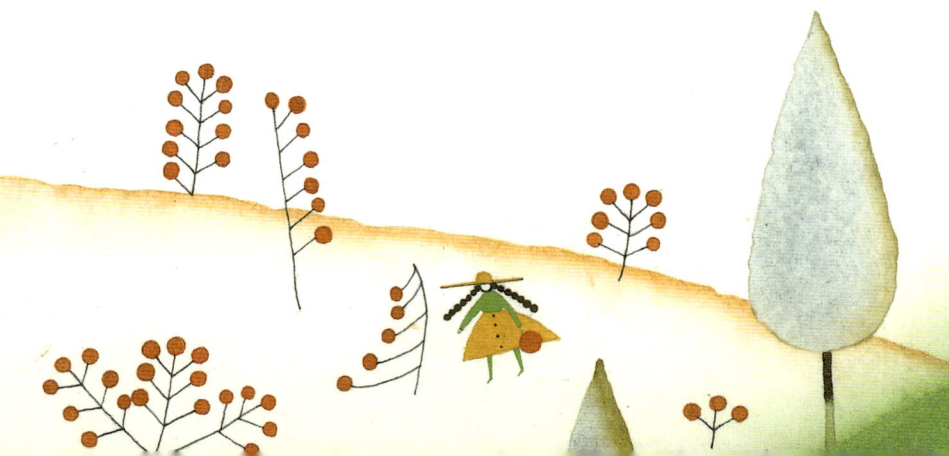

'우연인지도 몰라. 착각인지도 몰라. 겨울날치고 햇볕이 따듯해서인지도 몰라. 낯선 마을에서 상냥한 여자를 만나서 마음이 들떴는지도 몰라.'
 이유를 찾아보았지만 도무지 알 수 없는 감정이었어.
 계속 길을 가던 남자는 멀리서 기다리고 있는 마차를 보자 마음이 급해졌어.
'이대로 마차를 타 버리면 다시는 그녀를 만나지 못할 거야.'
 그렇게 생각하자 소중한 무언가를 잃어버린 것처럼 까닭 모를 슬픔이 밀려왔어.
'그녀를 만난 것은 작은 우연일까? 아니면 인생을 바꿀 운명일까?'
 살며 수많은 사람을 만났지만 모두 인연으로 이어지는 것은 아니었거든. 어떤 사람과는 만남이 계속되기도 하고, 어떤 사람과는 마주치고 지나쳐 버리기도 했지.

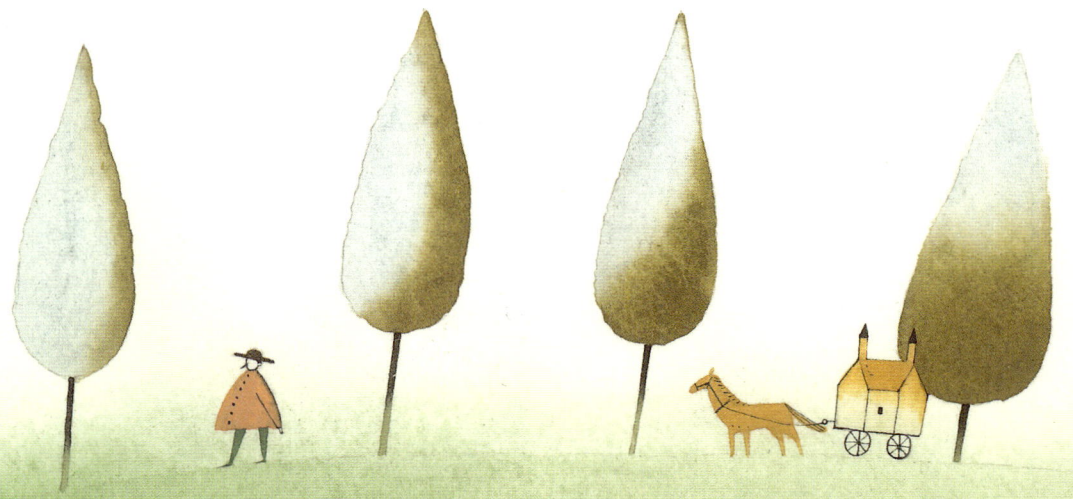

'그렇다면 그녀는 과연 우연일까? 운명일까?'

여자와의 만남이 우연인지 운명인지 알 수 없었지만 남자는 길을 되돌아가기 시작했어.

'만약 집에서 조금 늦게 나왔다면 그녀를 만나지 못했을지도 몰라. 오다가 다른 곳에 들렀다면 그녀를 만나지 못했을지도 몰라.'

남자는 한 번의 우연이 운명이 될 수도 있다고 생각했지. 마차를 타 버리면 스치는 우연으로 끝나겠지만 그녀에게 되돌아간다면 운명으로 이어질 수도 있으니까.

남자는 그곳에 아직 여자가 있기를 간절히 바라며 발걸음을 재촉했어. 여자의 맑은 웃음을 다시 볼 수도 있다는 생각에 가슴이 설레었어.

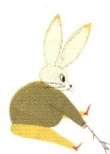

한 번의 우연한 만남이 때로는 서로의 인생을 바꾸어 놓는 운명적인 만남이 되기도 해.
아마도 넌 엄마랑 아빠의 생에 가장 운명적인 만남이 될 거야. 반갑다, 아가야!

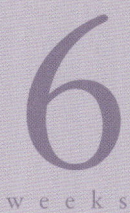
weeks

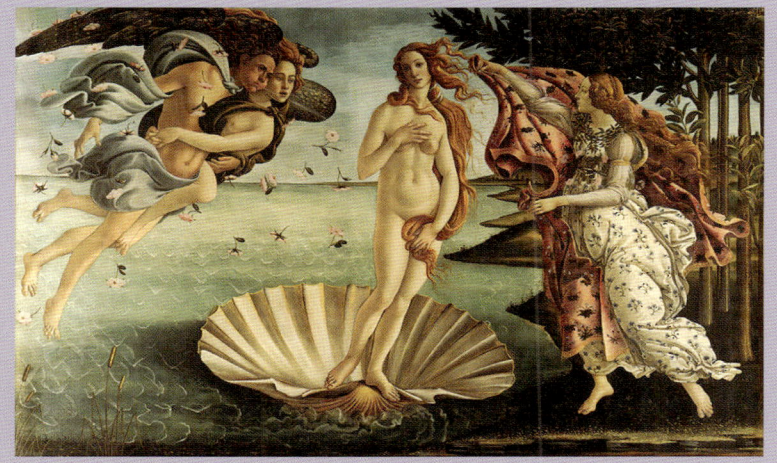
〈비너스의 탄생〉, 산드로 보티첼리, 1485년경, 우피치미술관 소장

엄마는 아름다워

너에게 아름다운 것만 보여 주고 싶어서 엄마는 밤하늘의 별을 바라보고,
아빠는 그런 엄마를 바라보며 아름다움을 느껴. 이토록 아름다운 순간은 어디에서 왔을까?

아프로디테의 탄생

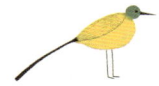

바다 위에 몽글몽글 하얀 거품이 일었어.
거품은 둥둥 떠다니며 아름다운 여인을 빚어냈지.
바다의 신은 커다란 조가비 하나를 밀어 올려 여인을 그 위에 올려 주었고,
서쪽 바람의 신 제피로스는 후~ 후~ 바람을 불어 조가비를 키프로스 섬으로 보내 주었어.
섬에 머물던 계절의 여신 호라이는 여인의 아름다움에 놀랐어.
여인에게 어울리는 옷을 입혀 주고 '아프로디테'라는 이름을 붙여 주었지.
'거품에서 태어난 여신'이라는 의미야.
호라이는 아프로디테의 아름다움을 신성하게 여겨 그녀를 올림포스 궁전으로 데려갔어.

신들 모두 아프로디테의 아름다움에 감탄했지.
제우스는 아프로디테에게 올림포스 신의 자리를 주었고,
아프로디테는 아름다움을 상징하는 미의 여신이 되었어.
아름다움의 신 아프로디테는 사랑의 징후이며 풍요의 상징이 된 거야.
사람들은 아프로디테에게 사과와 석류를 제물로 바치며 사랑과 풍요를 빌었고, 시인은 아프로디테의 아름다움을 노래했지.

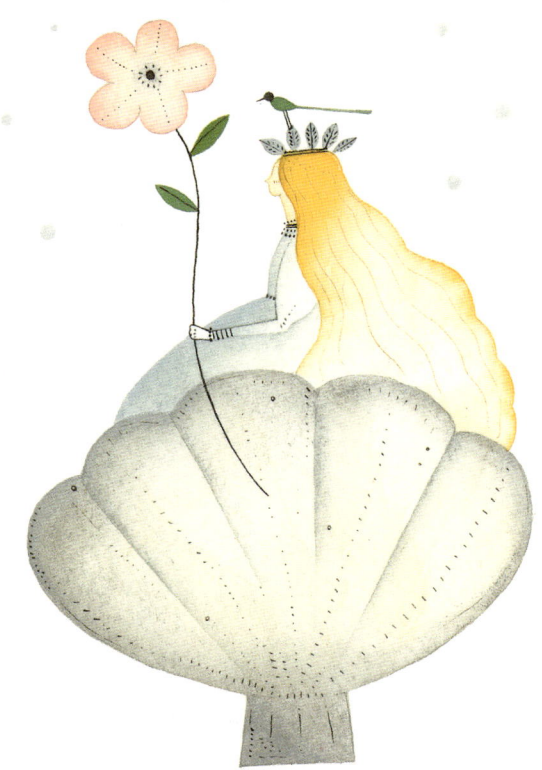

순수하고 아름다운 아프로디테를 노래하려 하네.
황금 수관을 머리에 쓰고
바다로 에워싸인 키프로스의 성을 지배하는 아프로디테.
그녀는 서쪽 바람의 신 제피로스의 부푼 입김에 밀려
거친 바다의 파도에 실려
보드라운 거품을 타고 왔다네.
계절의 여신들이 그녀를 즐겁게 맞이하여
신성한 옷으로 몸을 감싸 주고
신성한 이마 위에 황금 관을 씌워 주었네.

−호메로스

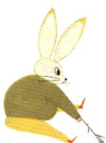

아가야, 네가 세상에 나와 처음 보게 될 엄마는
아프로디테처럼 아름다울 거야. 엄마니까!

7
weeks

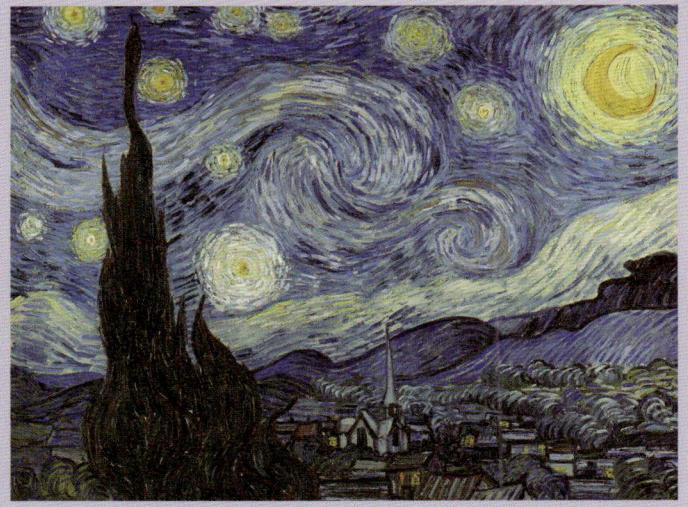

〈별이 빛나는 밤에〉, 빈센트 반 고흐, 1889년, 뉴욕 현대미술관 소장

삶이 텅 비어 있을지라도

고흐는 어떤 마음으로 그림을 그렸을까? 그리고 어떤 마음으로 살았을까?
고흐는 늘 동생 테오에게 편지를 썼지.
그 편지를 읽다 보면 고흐의 마음을 엿볼 수 있을 거야.

고흐의 편지

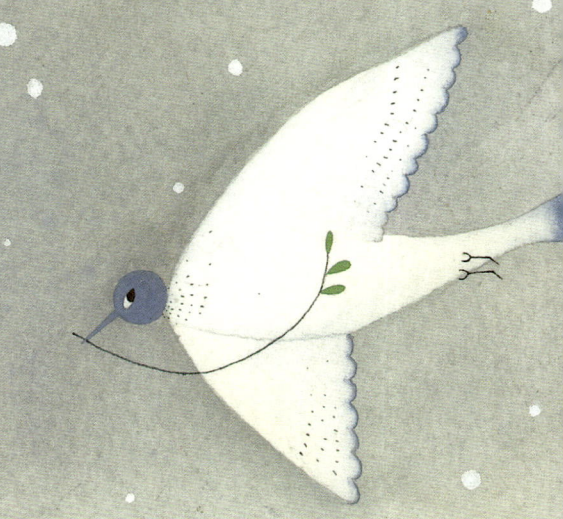

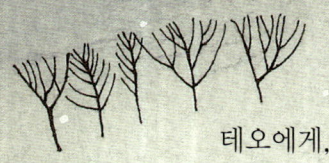

테오에게,

실수할까 봐 두려워하면 안 돼.
실수 없는 삶이 훌륭한 삶이라 생각하는데,
사람들의 착각일 뿐이야.
테오 네 말처럼, 실수를 두려워하고 살면
삶은 침체되고 진부해지겠지.
텅 빈 화폭 앞에서 백치처럼 바라보고만 있지 말고
무엇이든, 그래, 무엇이라도 그려 넣어야 해.

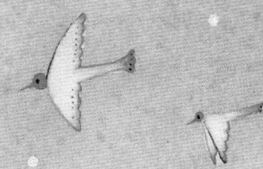
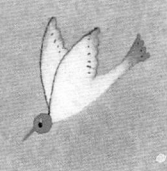

"넌 아무것도 할 수 없어."
화폭의 속삭임에 화가들은 두려움에 빠지지.
그런데 말이야, 텅 빈 화폭은
'넌 할 수 없어'란 주문을 깨어 버릴,
열정적이고 진지한 화가들을 두려워하지 않을까?
우리 삶도 화폭과 다르지 않아서 끝없이 채워 가야 할 캔버스.
우리를 낙담하게, 풀이 죽게 하는 텅 빈 여백을
우리 앞에 쫙 펼쳐 놓잖아.
아마도 영원히,
삶은 그저 텅 빈 화폭일 뿐이겠지.
그렇다 하더라도,
삶이 아무리 헛되고 보잘것없어 보이더라도
아무리 무의미해 보이더라도
신념과 힘과 열정을 가진 사람이라면
진리를 알고 있는 사람이라면
쉽게 물러서지 않을 거야.

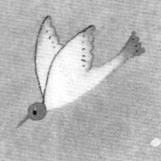
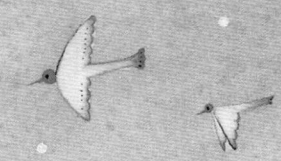

난관에 맞서고 무엇인가를 하고 앞으로 나아가겠지.
그렇게 앞으로 나아갈 거야.
그렇게 삶과 더불어 살아갈 거야.

언제나 너의, 빈센트

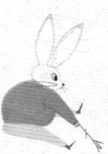

텅 빈 화폭처럼 펼쳐질 삶 앞에서 쫄지 말고, 실수를 두려워하지 않고
무엇이라도 그려 넣으며, 신념과 활기와 열정으로 삶과 더불어 살아가기를……
언제나 너의, 아빠

8
weeks

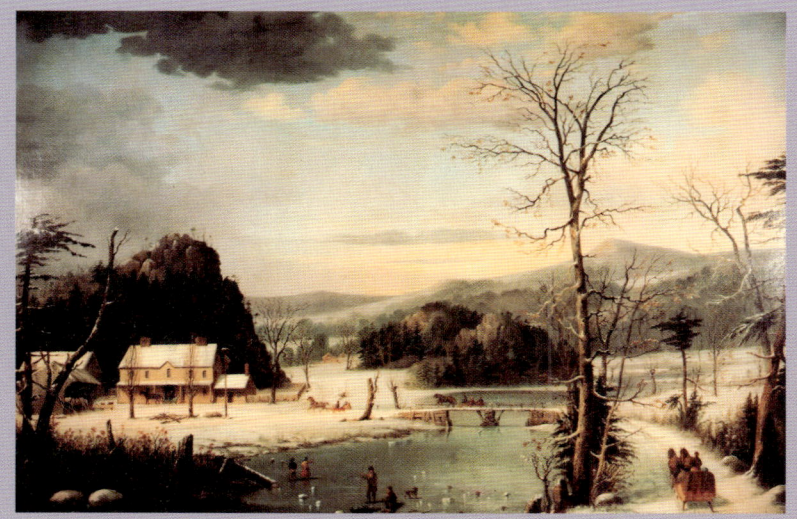

〈크리스마스 파티〉, 조지 헨리 더리, 1852년, 길크리스박물관 소장

날마다 크리스마스처럼

조용히 날리는 작은 눈송이처럼 너는 엄마 배 속에 내려왔을까?
이 겨울, 아빠는 온전히 너를 기다리며 시간을 보내.
크리스마스를 손꼽아 기다리는 아이처럼 날마다 설레고 두근거려.

크리스마스 캐럴

　겨울 햇볕이 따스하게 집 안으로 스며들었어. 기분 좋은 아침이었지. 스크루지는 창문을 열고 고개를 내밀었어. 공기는 제법 차가웠지만 상쾌한 기분이었어.
　크리스마스 유령들과 과거, 현재, 미래를 여행하고 온 스크루지는 다시 태어난 기분이 들었어.
　구두쇠 스크루지 영감과 작별하고 새로운 마음으로 살아갈 수 있는 새날이 왔잖아.
　스크루지는 거리에서 놀고 있는 어린아이를 불러 세웠어.
　"얘야, 오늘이 며칠이니?"
　"오늘은 크리스마스예요!"

아이는 그것도 모르느냐는 듯 말했어.

"고맙다, 애야. 정말 고마워."

스크루지는 감격에 젖어 혼잣말을 했어.

"오, 크리스마스! 세 명의 유령을 만났지만 하룻밤이 지난 거구나. 그들은 나에게 하룻밤 사이에 그 많은 일을 보여 주었어. 그리고 나를 새롭게 만들어 주었어."

스크루지는 단정한 옷으로 갈아입었어. 그리고 가벼운 발걸음으로 집을 나섰어. 콧노래가 절로 나왔지. 어제와 똑같은 거리가 오늘은 새로워 보였어.

스크루지는 정육점에 가서 가장 큰 칠면조를 사서 사무실 직원인 봅에게 배달해 달라고 했어. 봅이 칠면조를 받고 좋아할 상상을 하니 스크루지도 기분이 좋았어.

다시 거리로 나온 스크루지는 사람들 사이를 걸어 다녔어.

지나는 사람들이 스크루지를 보고 인사를 건넸어.

"영감님! 메리 크리스마스!"

어제의 스크루지라면 대꾸도 하지 않았겠지. 오늘의 스크루지는 달랐어. 진심으로 반갑게 인사했어.

"고맙네. 자네도 즐거운 크리스마스를 보내게!"

사람들은 고개를 갸웃하며 미소 지었어. 그렇게 활기찬 스크루지의 모습은 처음 보았거든.

스크루지는 거리를 걷다 낯익은 남자를 보았어. 어제저녁 사무실로 찾아와

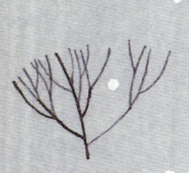 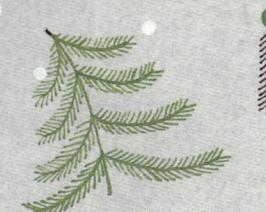 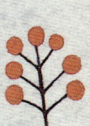 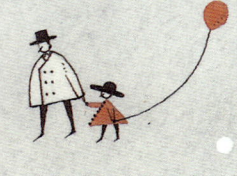 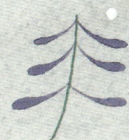
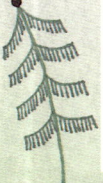

가난한 이들을 돕는 기부금을 청했던 남자였어. 스크루지는 쌀쌀맞게 말하며 그를 돌려보냈지.

스크루지는 남자에게 다가가 크리스마스 인사를 건넸어. 남자는 놀란 얼굴로 인사했어.

"아니, 스크루지 씨 아니세요?"

"어제는 내가 무례한 행동을 해서 미안합니다."

"이렇게 사과를 해 주시니 고맙습니다. 즐거운 크리스마스 보내세요."

남자가 인사를 하고 돌아서는데, 스크루지가 그를 불러 세웠어. 스크루지는 남자에게 다가가 귓가에 속삭였어. 그 말에 남자는 깜짝 놀랐어.

"그렇게 많은 돈을 기부하시겠다고요? 정말 고맙습니다."

"고맙긴요. 마땅히 해야 할 일인걸요."

스크루지는 남자와 헤어지고 교회에 들러 기도했어. 그리고 거리를 돌아다니며 마주치는 사람들에게 정겹게 인사했어. 거리

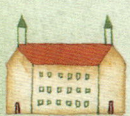 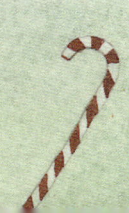

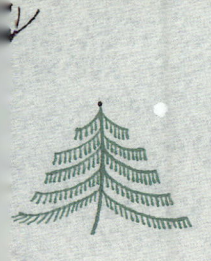
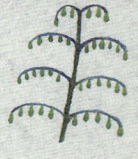
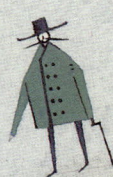

엔 크리스마스의 축복이 가득했어.

오후가 되자 스크루지는 조카의 집을 찾았어.

"메리 크리스마스! 함께 크리스마스를 보내고 싶어서 왔는데, 들어가도 괜찮겠니?"

조카는 깜짝 놀라서 스크루지를 끌어안았어.

"어서 들어오세요. 삼촌 덕분에 멋진 크리스마스가 될 것 같아요!"

조카가 반겨 주자 스크루지는 걱정을 놓았어. 그동안 조카를 돌보지도 않고 열심히 돈만 모았는데, 그런 자신을 이토록 반겨 주니 고맙고 또 고마웠어.

조카 부부는 소담한 식탁을 차리고 촛불에 불을 밝혔어. 특별한 것은 하나도 없었어. 그저 또 한 번의 크리스마스였지. 하지만 스크루지에게는 난생처음 맞는 특별한 크리스마스였어.

커다란 크리스마스트리와 선물 상자, 알록달록 꾸며진 집과 사랑하는 조카 가족들, 그리고 함께 부르는 크리스마스 캐럴. 모

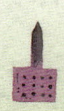
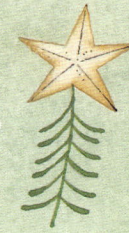
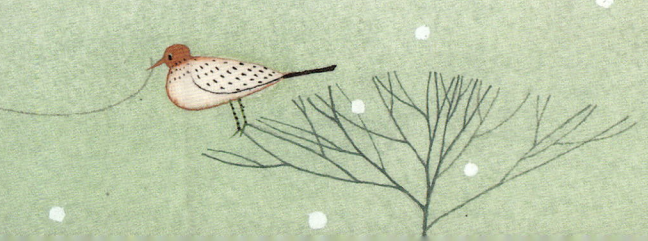

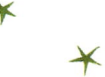

든 것이 스크루지를 행복하게 해 주었어.

 스크루지는 자신이 느낀 크리스마스의 축복을 나누고 싶어서 몇 번이고 인사했어.

 "메리 크리스마스!"

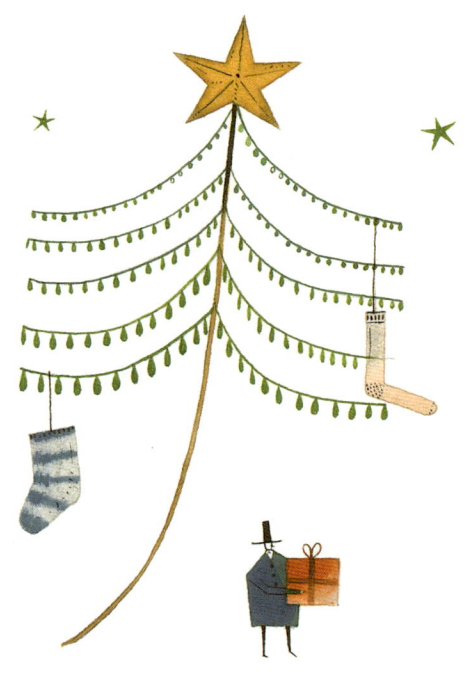

엄마 아빠에게 특별한 크리스마스를 선물해 줄 널 위해,
작은 양말 하나를 크리스마스트리에 걸어 둘게.

9
weeks

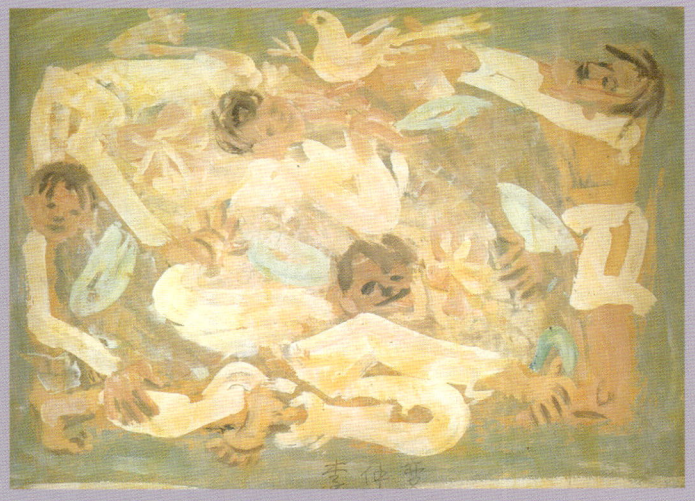

〈가족과 비둘기〉, 이중섭, 1956년경, 개인 소장

엄마와 아빠 사이에

엄마랑 아빠는 평생 서로를 바라보기로 한 '사이'야.
그리고 지금 그 '사이'에 네가 있어.
네가 세상에 나오면 우리는 사이좋게 어울려 그림처럼 웃겠지.

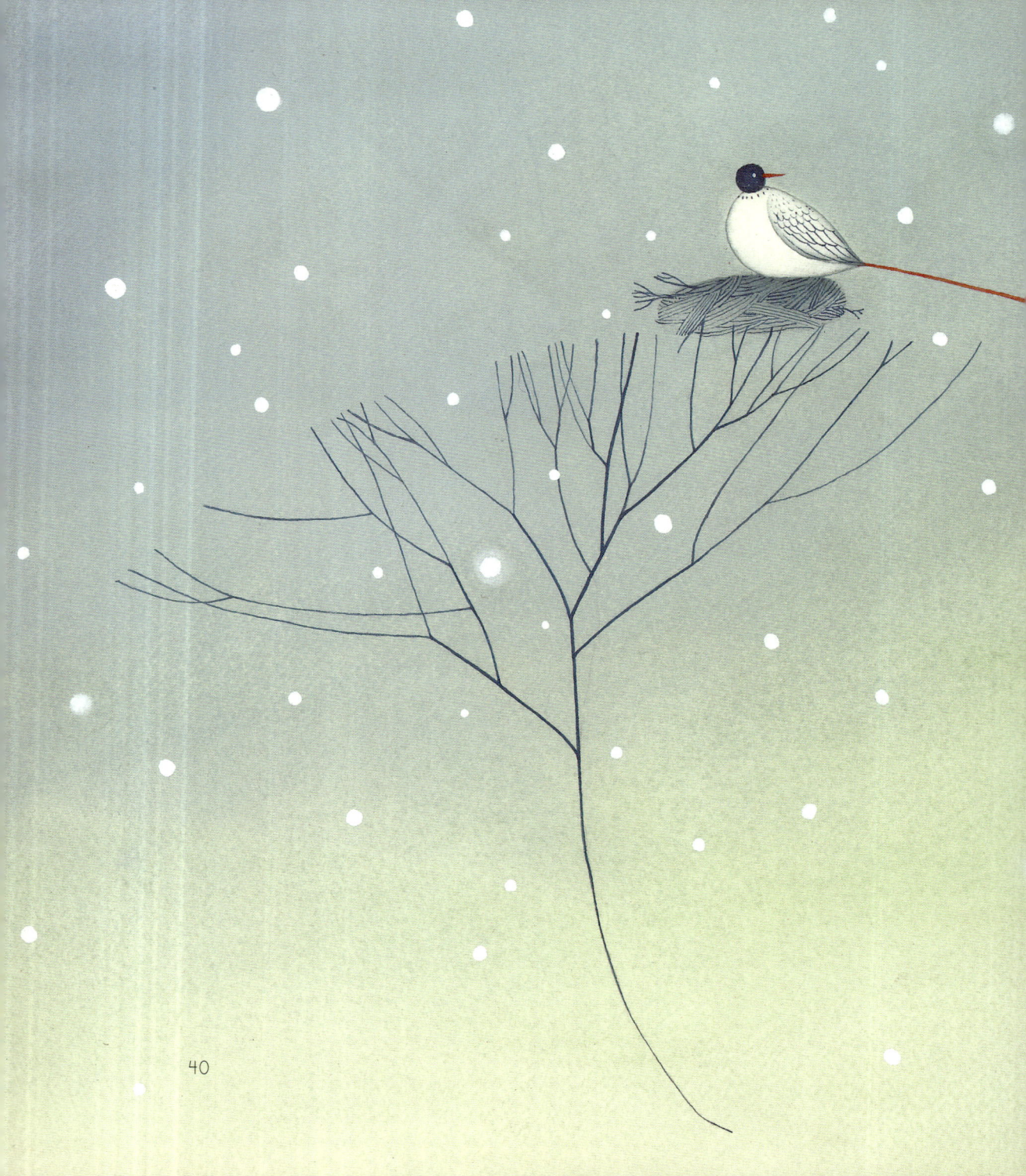

눈 오는 새벽

―방정환

아기들아, 너희는
어디 가느냐?
새하얀 양초들을
손에다 들고,
오늘도 함박눈이
쏟아지시니,
새벽의 산골짜기
나무 다리가,
미끄러워 다니기
위태할 텐데.

어머님 저희는 가겠습니다.
새하얀 이 초에
불을 키어서
이 뒷산 골짜기
깊은 골짜기,
눈 속에 떨고 있는
작은 새들의
보금자리 녹여 주러
가겠습니다.

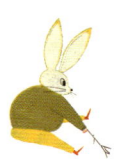

함박눈 내리는 새벽, 눈 속에 떨고 있는 작은 새들이 걱정돼
산길을 걷는 아이들은 엄마 같은 마음이겠지?
엄마는 요즘 널 위해 잘 먹고 잘 자고,
네가 잘 자라고 있는지 궁금해하며 오직 너를 돌보고 있어.
그런 엄마를 보며
생명을 품고 돌본다는 것이 얼마나 숭고한 일인지,
아빠는 새삼 감동을 받지.

10
weeks

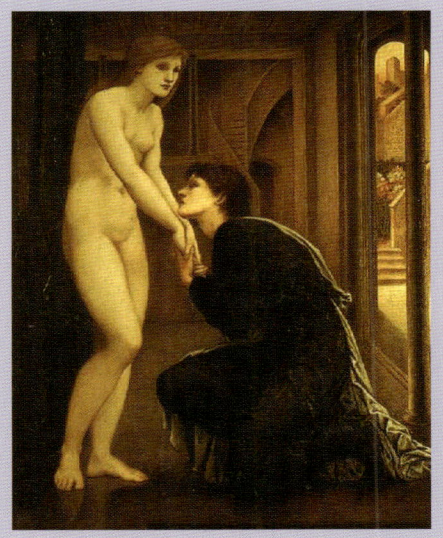

〈피그말리온과 조각상〉, 에드워드 번 존스, 1868~1878년, 버밍엄미술관 소장

간절하게, 우주를 진동하도록

피그말리온은 자신이 깎아 놓은 석상, 갈라테이아와 사랑에 빠졌어.
색시가 되어 주었으면 좋겠다고, 진실된 마음으로 아프로디테에게 빌고 빌었지.
그래서 어떻게 되었느냐고? 먼저 제페토 할아버지와 피노키오의 이야기를 들려줄게.

피노키오의 모험

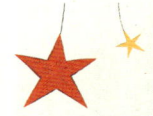

　어느 날 제페토 할아버지는 친구 버찌 할아버지에게 나무토막을 하나 얻었어. 그런데 어찌나 말을 안 듣는 나무토막이던지, 세상에, 나무토막이 말을 들을 줄 알아서 말을 다 안 듣다니 별일이 다 있지? 어쨌든, 그래서 제페토 할아버지는 나무 인형을 만드는 데 애를 먹었어.
만들어 놓고도 애를 먹었지.

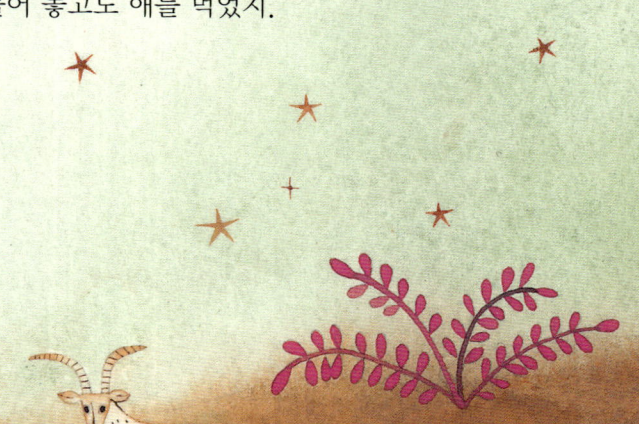

가난한 제페토 할아버지가 외투를 팔아 나무 인형 피노키오에게 책을 사 주었는데, 그날 피노키오는 학교를 빼먹고 인형극을 보러 갔어. 그렇게 피노키오의 모험이 시작되었어. 그리고 두 사람은 상어 배 속에서 다시 만나게 되었지. 하필 상어 배 속에서 말이야.

피노키오는 제페토 할아버지의 손을 잡고 어둠 속을 발끝으로 조심조심 걸었어. 훌러덩 미끄러지지 않도록. 상어의 목까지 올라와 혀를 가로질러 세 줄로 난 이빨을 건너갔지. 그러고는 겁에 질려 있는 제페토 할아버지를 등에 업고 물속으로 뛰어들었어. 바다는 고요했고 달빛은 아름답게 빛났지. 상어는 깊은 잠에 빠져 아무것도 몰랐고 말이야.

더는 헤엄칠 힘이 없을 때 마침 참치가 나타나 피노키오를 도와주었지. 이제 빵 한 덩이와 깔고 잘 짚이 필요했던 두 사람은 오두막을 찾아 나섰어. 들판 한가운데 오솔길 끝에 짚으로 된 오두막이 보였어. 오두막에서 피노키오는 오래된 친구 귀뚜라미를 만났는데, 염소에게서 오두막을 선물 받았다는 거야.

"어제 몹시 슬퍼하며 떠났어. '불쌍한 피노키오, 매매. 이제 다시 피노키오를 볼 수 없겠지, 매매. 상어가 지금쯤 피노키오를 소화시켰겠지, 매매.' 하며 울더라고."

귀뚜라미의 말을 듣고 피노키오는 훌쩍훌쩍, 펑펑 눈물 쏟으며 말했어.

"그렇게 말했다면 그분은 틀림없이 나의 사랑하는 요정님이야!"

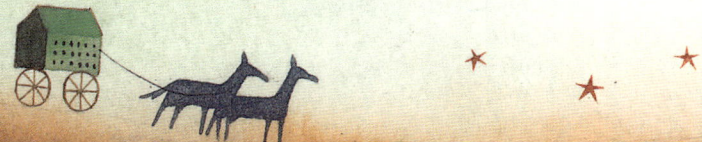

귀뚜라미가 만났다는 염소는 바로 피노키오에게 생명을 불어넣어 준 요정님이었던 거야.

모험을 하고 돌아온 피노키오는 다섯 달이 넘게 매일 아침 해도 뜨기 전에 일어났어. 물레방아를 돌리고 제페토 할아버지에게 줄 우유 한 잔을 얻어 왔지. 갈대로 광주리와 빵 바구니를 엮어서 생활을 했어. 날씨 좋은 날 제페토 할아버지가 산책할 수 있도록 마차도 하나 만들었지. 그리고 밤을 새서 글을 읽고 쓰는 연습을 했어. 옛날의 피노키오라면 상상도 할 수 없는 일이었지.

한 푼 두 푼 모아 놓은 돈으로 새 옷을 장만하려던 날, 피노키오는 우연히 달팽이를 만나 요정님 소식을 듣게 되었어. 병이 들었는데 빵 하나 살 돈도 없다는 거야. 그래서 피노키오는 새 옷을 사려던 돈을 달팽이에게 주었어. 요정님께 드리라고 말이야. 그날 피노키오는 평소 여덟 개를 만들던 갈대 바구니를 열여섯 개나 만들었어. 다섯 시간씩 더 일해서 요정님도 보살펴 드려야겠다고 마음먹었거든. 피노키오에게 제페토 할아버지는 아빠이고, 요정님은 엄마였던 거야. 이윽고 피노키오는 잠자리로 가서 까무룩 잠이 들었는데, 꿈속에서 요정님을 본 것만 같았어. 미소를 띠고 피노키오에게 입맞춤하고는 말했지.

"착하구나, 피노키오. 지금까지 네가 저지른 나쁜 짓들은 용서해 주마. 앞으로도 착한 마음씨를 고이 간직하렴. 그럼 행복해질 거야."

피노키오는 눈을 껌뻑이며 잠에서 깼는데, 얼마나 놀랐는지 몰라. 더 이상 나무 인형이 아니라 진짜 소년이 돼 있었거든. 그뿐이 아니야. 새 옷과 새 모자와 가죽 부츠가 침대 아래 놓여 있었어. 피노키오에게 썩 잘 어울렸지. 호주머니에 손을 넣었더니 금화 마흔 닢이 들어 있는 동전 지갑이 있었어.

"아빠, 어디 계세요?"

피노키오는 신이 나서 제페토 할아버지를 찾아 옆방으로 갔어. 제페토 할아버지는 옛날처럼 건강하고 생기 넘치는 얼굴로 나무를 조각하고 있었지. 두 사람은 입을 맞추고 꼭 끌어안았어.

"궁금해요, 아빠. 제가 어떻게 이렇게 갑자기 변한 거지요?"

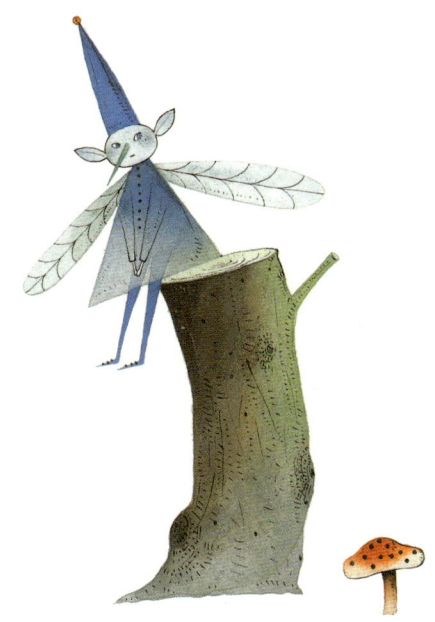

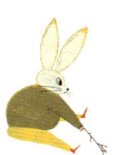

진짜 궁금하네. 어떻게 나무토막이, 돌이 사람이 될 수 있었을까?
요정이나 신의 축복으로 그렇게 되었을까?
그렇다면 요정과 신은 왜 그들에게 축복을 내렸을까?
그 마음과 정성이 갸륵해서 그랬겠지?

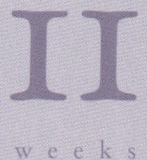

weeks

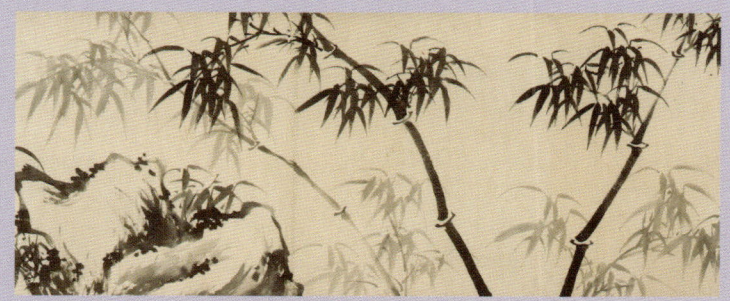

〈난초와 대나무 蘭竹圖〉, 강세황, 연도미상, 국립중앙박물관 소장

대나무를 닮아, 올곧게!

어떤 사람이 되어야 할까? 아빠가 되려는 지금,
사춘기적 질문이 다시금 찾아와서 꽤 진지하게 고민해 보았는데
대나무 어른, 대나무 아빠가 되면 되겠더라.

양죽기 養竹記
— 백거이

竹似賢何哉 죽사현하재
竹本固 固以樹德 죽본고 고이수덕
君子見其本 則思善建不拔者 군자견기본 즉사선건불발자
竹性直 直以立身 죽성직 직이립신
君子見其性 則思中立不倚者 군자견기성 즉사중립불의자
竹心空 空以體道 죽심공 공이체도
君子見其心 則思應用虛受者 군자견기심 즉사응용허수자
竹節貞 貞以立志 죽절정 정이립지
君子見其節 則思砥礪名行 夷險一致者 군자견기절 즉사지려명행 이험일치자

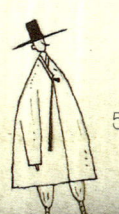

대나무는 어진 사람을 닮았는데, 왜 그런가?

대나무의 본성은 단단함이니,
단단함으로써 덕을 세운다.
군자가 그 본성을 보면
단단하게 서서 뽑히지 않을 것을 생각한다.

대나무의 성질은 곧으니,
곧음으로써 자신의 몸을 세운다.
군자가 그 성질을 보면
중립을 지켜 한쪽으로 기울지 않을 것을 생각한다.

대나무의 속은 비었으니,
비움으로써 도를 체득한다.
군자는 그 속을 보면
마음을 비우고 남을 겸허히 받아들여야 함을 생각한다.

대나무의 마디는 올곧으니,
올곧음으로써 의지를 세운다.
군자는 그 마디를 보면
이름과 행실을 갈고닦아
평탄할 때에나 험난할 때에나 한결같을 것을 생각한다.

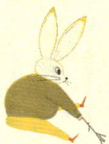

군자가 되어야 한다면 생각만 해도 어려워서 할 수 없겠는데,
대나무 아빠가 되어야겠다고 생각하니 왠지 자신만만해지네!

12
weeks

〈포도도〉, 신사임당, 16세기 전기, 간송미술관 소장

부모라는 이름

아이가 태어나는 순간, 부모도 태어난다지.
엄마랑 아빠는 너에게 어떤 부모가 되고 싶은지 서로 이야기 나누다
훌륭하게 자식을 길러 낸 사람들의 이야기를 찾아보기도 한단다.

신사임당 이야기

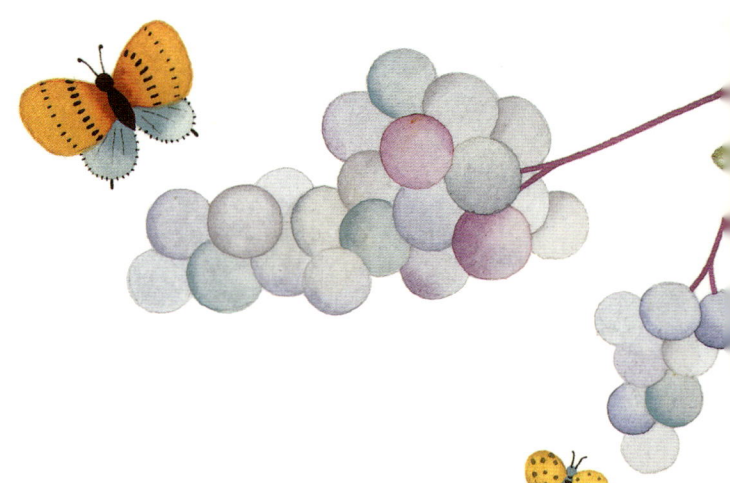

　옛날 주나라에 문왕이라는 훌륭한 왕이 있었어. 백성들은 문왕의 올곧은 성품이 어머니 태임에서 비롯되었다고 말했지. 태임은 문왕을 배 속에 품게 된 후 언제나 마음을 온화하고 바르게 하며, 좋은 것만 보고 좋은 소리만 듣고, 몸과 마음을 단정히 했거든.

　신사임당은 그러한 태임을 본받고 싶어서, 존경하고 사모한다는 의미에서 '사師' 자를 따고, '태임太任'이라는 글자에서 '임任' 자를 따서 '사임'이라는 호를 스스로 지었어. 그리고 태임처럼 훌륭한 어머니가 되기 위해 노력했단다.

　신사임당은 아들 넷과 딸 셋을 낳았어.

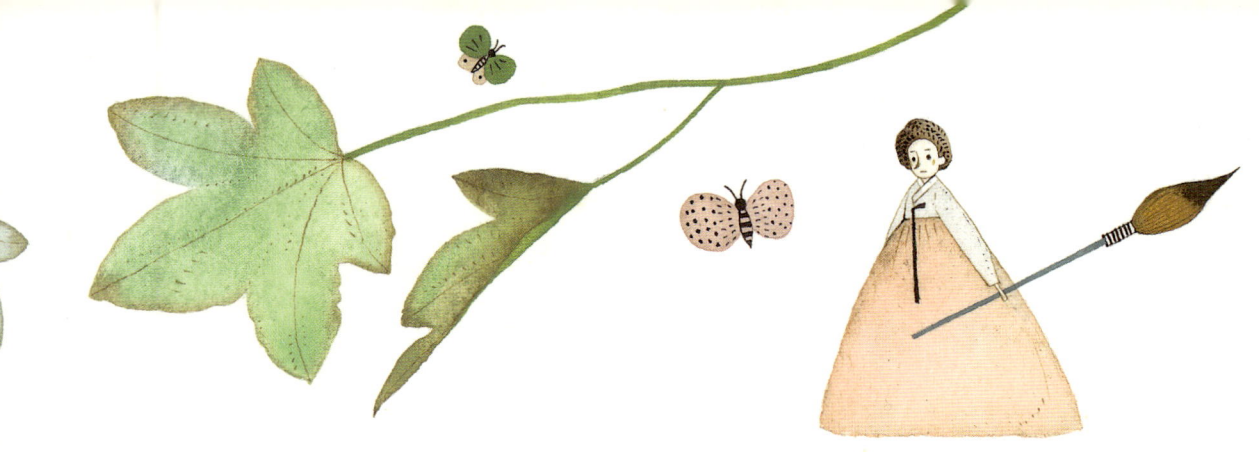

맏딸 매창은 어머니의 학식과 예술적 재능을 쏙 빼닮아 '작은 사임당'이라 불렸어. 검은 용의 꿈을 꾸고 낳은 아들 율곡은 열세 살에 과거에 합격했고 조선 최고의 학자가 되어 널리 이름을 세웠지. 넷째 아들 옥산은 시와 그림에 뛰어난 재주를 지니고 있어 아름다운 작품을 많이 남겼어. 신사임당은 아이들을 반듯하게 키우며 저마다 가지고 있는 재주를 잘 키워 주었단다.

신사임당은 훌륭한 어머니로 명성이 높기도 했지만 자신의 재주와 반듯한 성품으로 이름을 떨치기도 했어. 한번은 신사임당이 마을 잔치에서 즐거운 시간을 보내고 있는데, 음식을 나르던 하인이 손님 치마에 음식을 엎었어. 하인은 얼굴이 하얗게 질려서 어찌해야 할 바를 몰랐지. 지켜보던 신사임당은 치마를 자신에게 달라 해서는 치마폭에 그림을 그리기 시작했단다.

치마폭에 묻은 음식 자국은 어느새 싱싱한 포도송이로 바뀌었어. 알알이 맺힌 포도는 따 먹고 싶을 정도로 탐스러워 구경하는 이들의 감탄이 절로 나왔지. 즉흥적으로 그림을 완성한 신사임당은 치마를 손님에게 돌려주었어.

신사임당 덕분에 위기에서 벗어난 하인은 고개 숙여 감사했어. 치마를 돌려받은 손님은 신사임당이 그린 포도송이를 보며 멋진 치마가 되었다고 기뻐했어.
 신사임당은 훌륭한 어머니이기 전에, 어려움에 처한 사람의 마음을 헤아릴 줄 아는 훌륭한 한 사람이었단다.

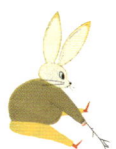

내 자식뿐 아니라 다른 사람의 어려움을 헤아리고
보듬어 주는 마음이 어머니의 마음인가 봐.
아빠도 너를 통해 세상을 더 넓게 보게 될까?

13
weeks

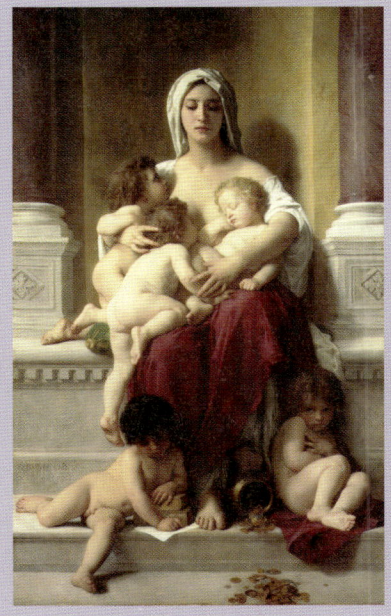

〈자애〉, 윌리암 아돌프 부그로, 1878년경, 개인 소장

세상에서 가장 포근한, 엄마 품

언제라도 마냥 보드랍고 따뜻해서 시름 내려놓고 편히 잘 수 있는 곳.
세상 모든 생명에겐 그런 곳이 하나쯤 있을 거야.
우리 아가에게도 그런 곳이 있다는 걸 아빠는 알겠는데, 아마 너도 알겠지?

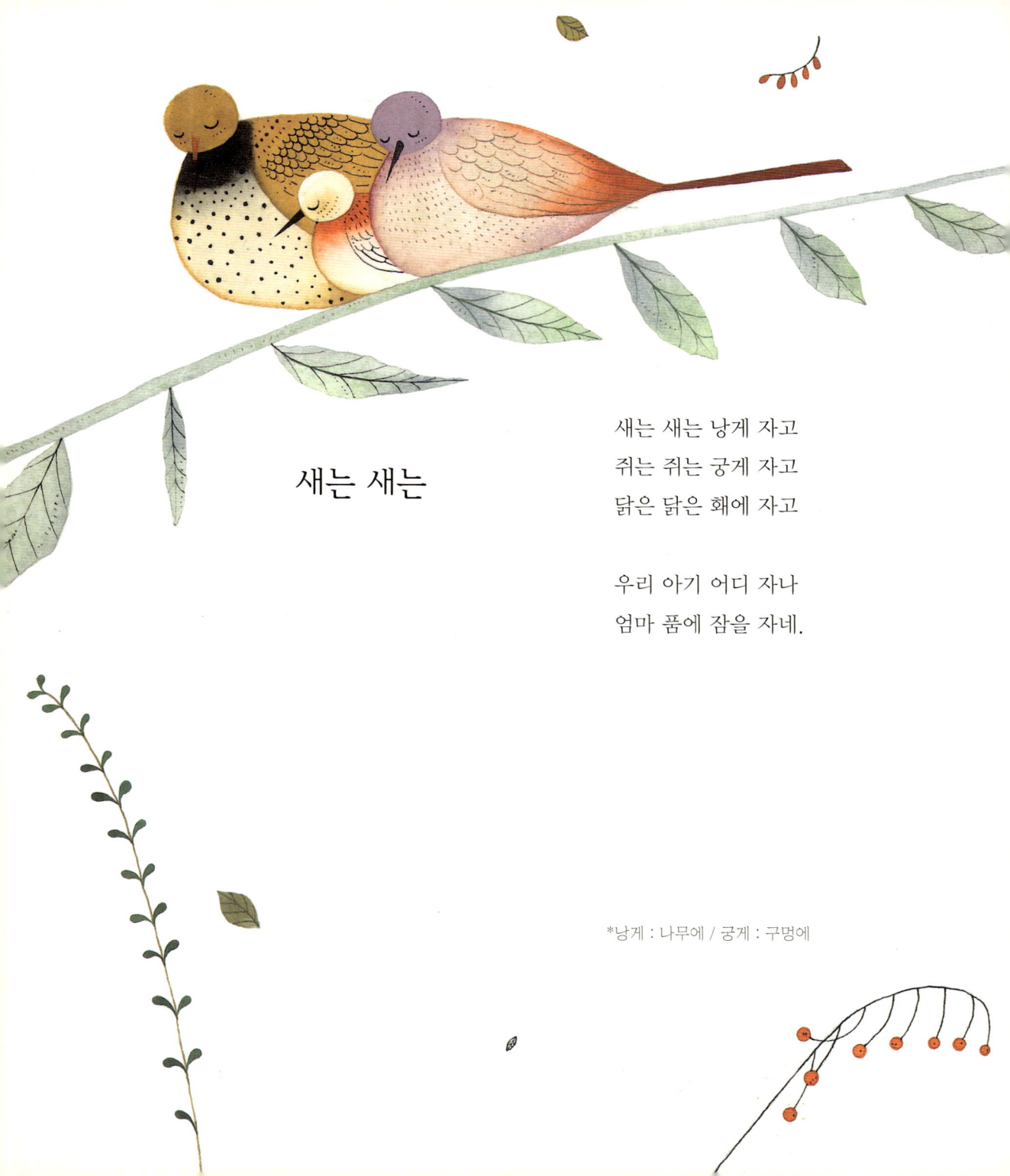

새는 새는

새는 새는 낭게 자고
쥐는 쥐는 궁게 자고
닭은 닭은 홰에 자고

우리 아기 어디 자나
엄마 품에 잠을 자네.

*낭게 : 나무에 / 궁게 : 구멍에

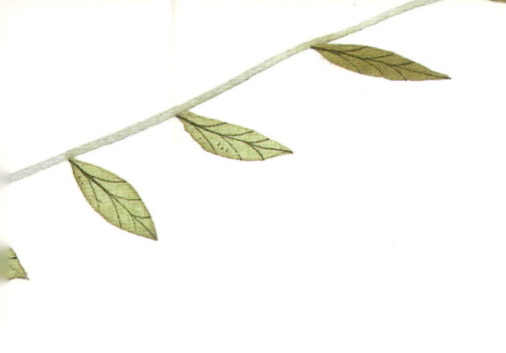

메골메골 메고라지
풀섶에 잠을 자고
납작납작 숭어 새끼
바위틈에 잠을 자고

우리 아기 어디 자나
엄마 품에 잠을 자네.

따끔따끔 따개비는
바위 붙어 잠을 자고
올몽졸몽 솔방울은
나무 붙어 잠을 자고

우리 아기 어디 자나
엄마 품에 잠을 자네.

나와 같은 아빠들은
솔곤솔곤 잠이 드네.

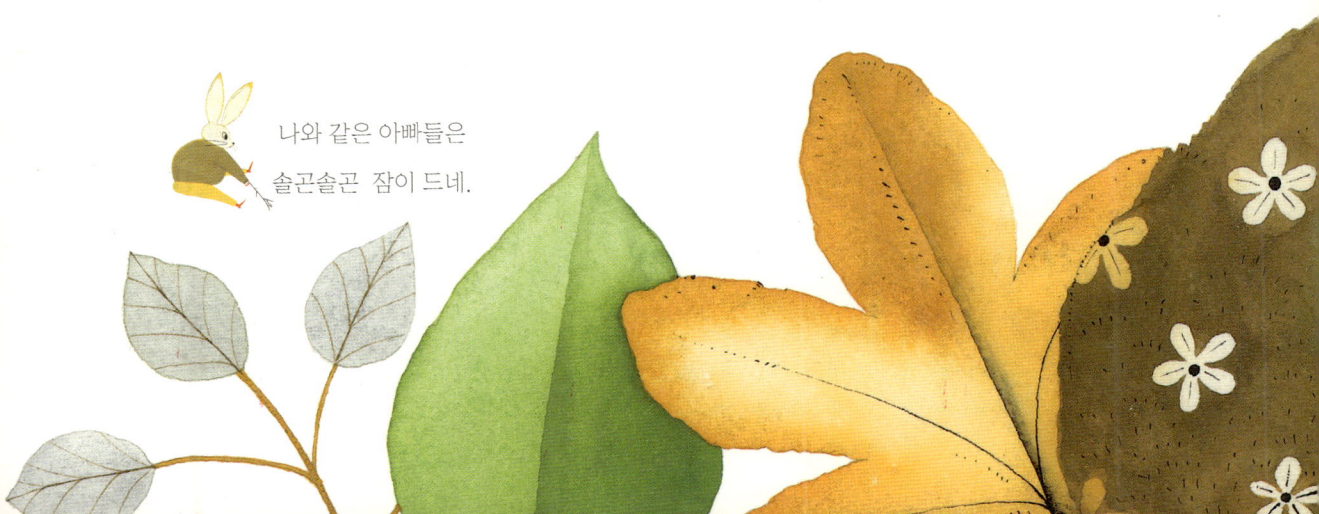

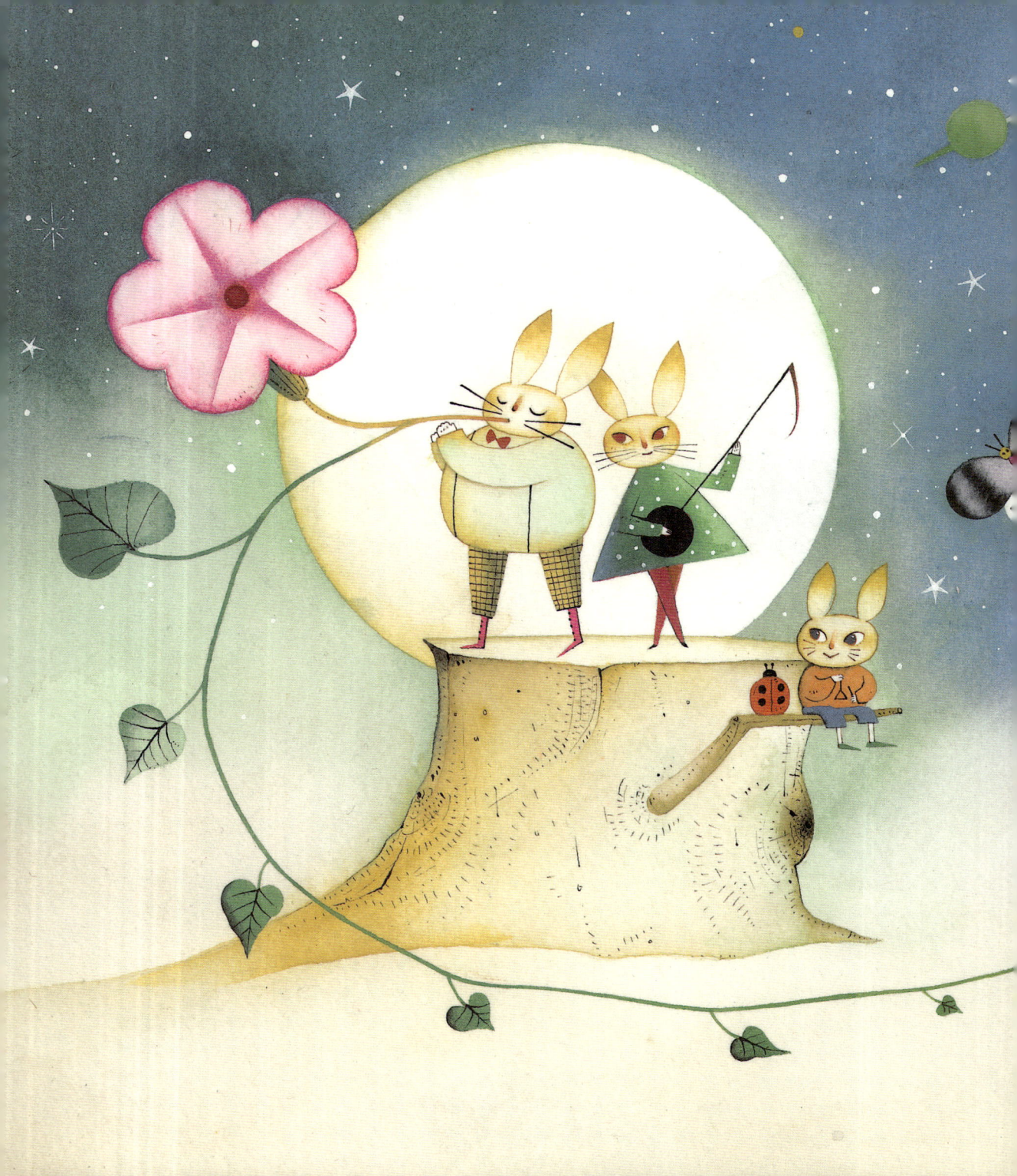

Chapter 2
소리, 음악 그리고
너와 나누는 이야기

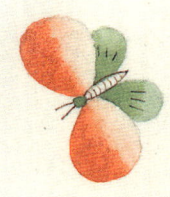

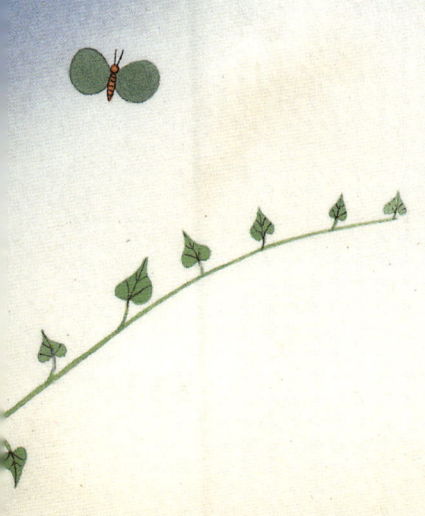

임신 6주가 되면 뇌에 소리를 전하는 기관이 만들어지고 3개월이면 외이, 중이, 내이가 차례대로 생기면서 소리에 대한 자극을 느끼고 소리를 듣기 시작합니다. 임신 5개월이 되면 엄마의 목소리를 인식하기 시작하고 6개월이면 성인과 비슷할 정도로 청각이 발달합니다. 그렇기에 아이에게 태명을 지어 주고 나지막이 태명을 불러 보거나 태담을 건네는 것에서 태교가 시작됩니다. 태담을 건네는 것이 어렵다면 동화책이나 시를 읽어 주는 것도 좋습니다. 태담 태교를 할 때는 부드럽고 나지막한 소리로 말하되 또박또박 말해 주는 것이 좋습니다. 또한 태아는 고음보다 저음의 목소리에 더 반응을 보이므로 아빠도 적극 참여해서 자주 말을 걸어 주고, 책을 읽어 주는 것이 필요합니다.

좋아하는 음악을 듣는 음악 태교는 많은 사람이 가장 먼저 떠올리는 태교법입니다. 동요와 클래식, 국악 등을 많이 듣지만 임신부가 평소에 좋아하던 음악이라면 팝송이나 재즈, 대중가요도 괜찮습니다. 다만 배 속에서는 소리가 더 증폭되어 들리기 때문에 소리가 지나치게 크거나 큰 감정의 변화를 불러일으키는 음악은 피하는 것이 좋습니다. 많은 사람들이 클래식을 태교 음악으로 추천하는 이유는 부드러운 선율과 아름다운 화성 때문이기도 하지만 클래식 음악이 가진 주파수가 뇌에서 알파파를 발생시켜 심리적 안정감을 주기 때문이기도 합니다.

또한 자연이 주는 소리에 귀를 기울이는 것도 훌륭한 청각 태교가 됩니다. 눈 내리는 소리, 비 오는 소리, 숲에서 불어오는 바람 소리, 파도가 철썩이는 소리, 산책길에 듣는 새 소리……. 자연의 소리에 마음을 편히 맡기면 태아의 정서도 훨씬 안정될 거예요.

추천 청각 태교 음악 감상(클래식, 동요, 국악, 가요), 태담, 태교동화 읽어 주기, 노래 불러 주기, 자연의 소리 듣기, 악기 연주

이 겨울, 소리를 품고 고요하게

네가 이제 세상의 소리를 들을 수 있게 되었다니,
아빠는 날마다 다양한 소리를 모아 너에게 들려주고 싶구나.
이 세상은 온갖 소리로 가득 차 내내 시끌벅적하거든.
그러다 눈이 내리면 마치 모든 소리가 눈에 덮인 듯 고요해지지.

눈의 여왕

카이와 게르다는 사이좋은 친구였어. 오누이처럼 늘 붙어 다녔지. 어느 날 두 아이가 정원을 가꾸고 있는데, 갑자기 카이가 소리쳤어.

"앗! 눈에 뭐가 들어갔나 봐. 갑자기 눈이 아파. 가슴도 아파!"

그날 이후 카이는 험상궂게 변했어. 툭하면 화를 내고 소리를 질러 게르다를 슬프게 했지.

눈이 펑펑 내리던 어느 날, 카이에게 흰 말이 끄는 하얀 썰매가 달려왔어. 새하얀 외투로 몸을 감싼 눈의 여왕이 타고 있었지. 카이가 이끌리듯 썰매에 오르자 썰매는 반짝반짝 빛나는 얼음 세상으로 카이를 데려갔어.

카이가 사라지자 게르다는 날마다 눈물을 흘렸단다. 카이가 강물에 빠졌다는 생각도 들었지. 그래서 게르다는 신발을 강에 던지며 빌었어. 아끼는 신발을 줄 테니 카이를 돌려보내 달라고 말이야. 그러자 강물은 게르다가 타고 있는 배를 떠내려 보냈어. 한참을 흘러가 게르다는 눈 덮인 숲에 도착했지.

까악까악 우는 까마귀에게 카이를 보았느냐고 물었더니, 까마귀는 카이인지 모르겠지만 며칠 전 한 소년이 공주와 결혼했다고 그래.

게르다는 까마귀가 알려 준 성으로 갔지. 하지만 그곳에 사는 소년은 카이가 아니었어. 그 성의 공주는 게르다의 사정을 딱하게 여겨서 황금 마차와 털옷을 선물로 주었단다.

게르다가 황금 마차를 타고 숲 속을 달려가는데, 산적 떼가 길을 막았어. 황금 마차를 빼앗으려고 말이야. 게르다가 무서워 바들바들 떠는데, 산적 두목의 딸 무즈가 소리쳤어.

"넌 지금부터 내 친구야. 우리 집으로 가서 나랑 같이 놀자."

무즈는 게르다를 집으로 데려가 자신의 친구라며 산비둘기와 순록을 소개했어. 게르다는 산비둘기에게 카이 소식을 물었지. 산비둘기는 숲 속을 날아다니며 카이가 눈의 여왕과 함께 라플란드로 가는 모습을 보았대.

게르다가 슬퍼하자 무즈는 순록을 주며 라플란드로 가라고 했어. 친구가 슬퍼하는 모습을 보기 싫었거든.

순록은 게르다를 태우고 라플란드로 가는 길에 요술쟁이 할머니 집에 들렀어. 요술쟁이 할머니는 놀라운 이야기를 들려주었지.

"카이 눈에 악마가 만든 거울 조각이 박힌 거야. 눈과 심장에 거울 조각이 박혀서 그 아이는 이제 예전처럼 따뜻한 마음을 갖지 못할 거다."

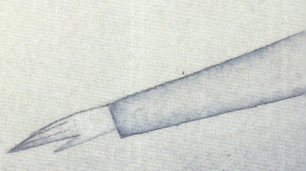

게르다는 할머니에게 요술을 부려서 자신을 강하게 만들어 달라고 했어. 눈의 여왕에게 잡혀 있는 카이를 구하고 싶다고 말이야.

"게르다, 네가 얼마나 힘이 센지 아직 모르고 있니? 너는 맨발로 친구를 찾아 나섰어. 험난한 길을 제 발로 걸어 여기까지 왔잖아."

자신에게 무슨 힘이 있다는 것인지, 게르다는 이해되지 않았어.

다음 날, 순록은 하루를 꼬박 달려 라플란드에 이르렀지. 눈의 여왕이 사는 궁전은 차가운 호수 위에 빙산처럼 우뚝 솟아 있었어. 눈의 여왕이 거느리는 괴물 눈송이들이 무섭게 휘몰아쳤지. 마음이 꽁꽁 얼어붙은 눈의 여왕은 아무도 들어오지 않길 바랐거든.

게르다는 괴물 눈송이를 헤치고 얼어붙은 호수를 맨발로 건너 성안으로 들어갔어. 차갑게 굳어 있는 카이를 보고, 달려가 끌

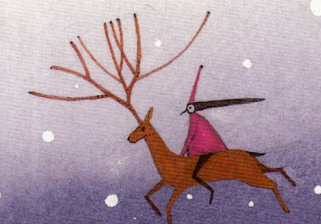

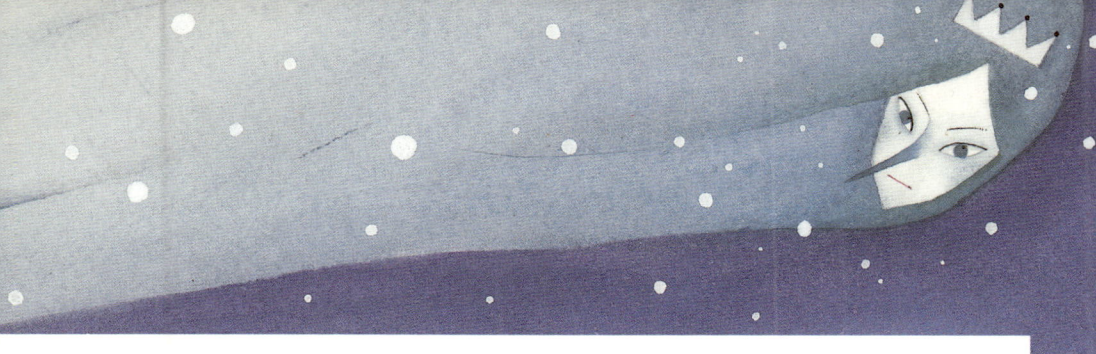

어안았지. 하지만 카이는 모르는 사람처럼 게르다를 보았어.

"너를 찾아 여기까지 왔는데, 날 알아보지도 못하는 거야? 우리가 가꾸던 정원도 기억나지 않아?"

게르다는 얼어붙은 카이의 손을 잡고 함께 놀던 추억을 이야기했어. 자기도 모르게 눈물이 솟구쳐 흘렀지. 그런데 게르다의 눈물이 카이 얼굴에 닿자 놀라운 일이 벌어졌어.

"가슴이 아파."

카이는 얼굴색이 불그스름해지면서 따듯한 눈동자로 게르다를 바라보았어. 게르다의 눈물이 카이의 눈과 가슴에 박힌 악마의 거울 조각을 씻어 낸 거야.

"너와 함께 집으로 돌아가고 싶어."

게르다의 따듯한 마음이 눈의 여왕까지 녹인 걸까? 눈의 여왕은 괴물 눈송이를 거둬들이고 아이들이 집으로 돌아갈 수 있게 해 주었어.

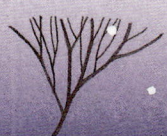

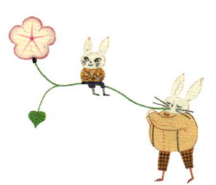

카이 눈물에 게르다의 얼어붙은 마음이 녹아 버린 것처럼
아빠는 요즘 찬바람에 몸을 오들오들 떨다가도
집으로 돌아와 네 곁에 누우면 마음이 따듯해져.
이토록 따듯한 겨울은 처음이야.

세상에 음악이 생긴 사연

노래를 흥얼거리다 이 노래는 어디서 왔을까,
엉뚱한 생각을 할 때가 있어. 너도 아빠랑 똑같은 생각을 할까?
오늘은 이 세상에 음악이 찾아온 이야기를 들려줄게.

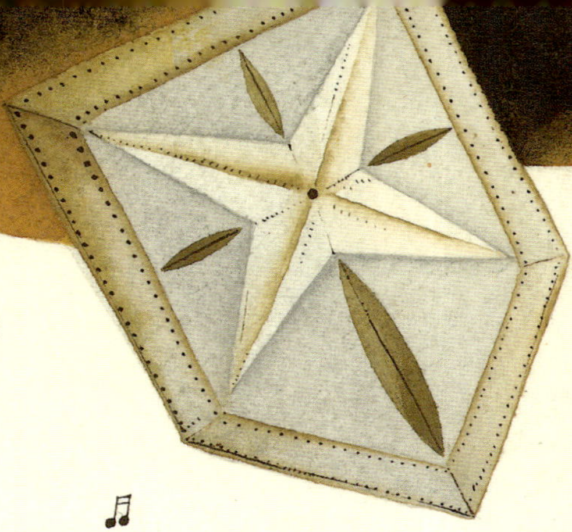

어둠의 신이 선물한 음악

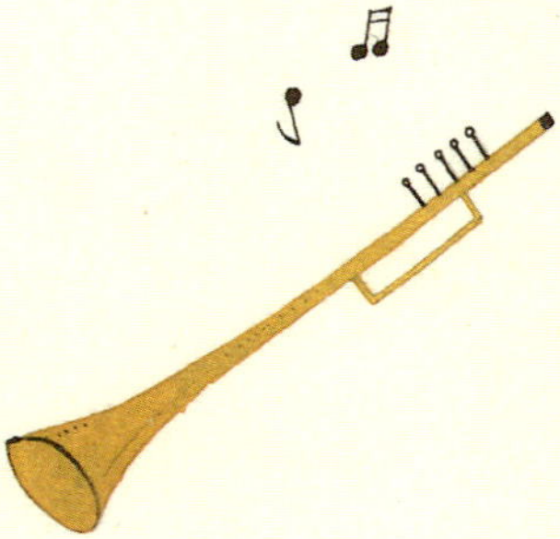

아스텍 신화에서 이 세상을 창조한 신에게는 네 명의 아들이 있었어. 그중 둘째인 어둠의 신 테스카틀리포카는 마법의 거울을 통해 인간 세상을 보았어. 세상은 온통 회색빛이었지. 웃는 아이도 사랑을 나누는 연인도 보이지 않았어.

인간들에게 즐거움이 없다 생각한 어둠의 신은 바람을 불렀단다. 태양의 신에게 붙잡혀 있는 음악을 구해서 인간 세상에 보내 주라고 말이야.

바람이 태양의 신을 무서워하자 어둠의 신은 터키석으로 만든 방패와 천둥을 부르는 검은 구름과 번쩍이는 번개를 주었어.

바람이 쌩쌩 불어 바다 건너 태양의 신이 사는 곳에 도착했을 때는 다행히도 태양이 높이 떠오르기 전이었어. 태양이 높이 떠오르면 태양의 신은 활활 타오르는 빛으로 눈에 보이는 모든 것을 집어삼킬 수 있거든.

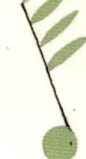

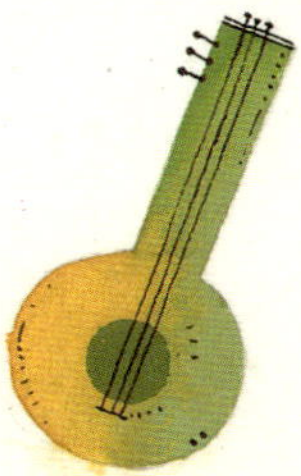

바람은 음악에게 말했지. 태양이 높이 떠오르기 전에 어서 이곳을 떠나자고.

하지만 음악은 태양의 신이 무서워 도망갈 엄두도 나지 않았어. 바람이 음악을 설득하는 사이 어느새 태양은 높이 떠올랐단다. 성난 태양의 신은 뜨거운 불빛으로 바람을 공격했어.

바람은 터키석으로 만든 방패로 뜨거운 빛을 막았지. 그러고는 검은 구름으로 천둥을 불러 태양의 신에게 맞섰어.

그 모습에 음악은 용기를 내었단다. 바람이 태양의 신을 향해 번개를 내던질 때 바람의 품에 안겼지. 바람은 음악을 품에 안고 하늘을 날아 별들을 지나 땅 위로 가서 음악을 놓아 주었어.

지상으로 내려온 음악은 온몸을 흔들어 아름다운 소리를 냈어. 음악이 울려 퍼지자 사람들은 웃고 춤추며 노래를 불렀지. 그러자 세상 곳곳에 알록달록 아름다운 색들이 곱게 물들었어.

어둠의 신은 마법의 거울을 통해 인간 세상을 보며 흐뭇해했어. 사람들 모습이 어찌나 좋아 보였던지, 음악을 빼앗긴 태양의 신도 행복한 기분에 젖어 세상에 따듯한 빛을 한가득 뿌려 주었지.

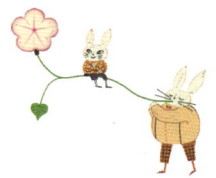

음악이 사람들을 행복하게 해 주었기 때문일까.
아주 먼 옛날부터 사람들은 사랑하는 사람에게 노래를 불러 주었지.
아빠도 너를 위해 노래를 연습해야겠어.
네가 엄마 배 속을 나와 세상과 인사하는 날.
아빠 노래에 편안해질 수 있도록.

눈 내리는 소리

엄마랑 아빠는 초음파 사진을 보며 네가 어떤 기분인지,
무얼 하다 사진에 찍혔는지 이야기를 나누곤 해.
지금은 귀를 쫑긋, 아빠 이야기에 귀 기울이고 있을까?

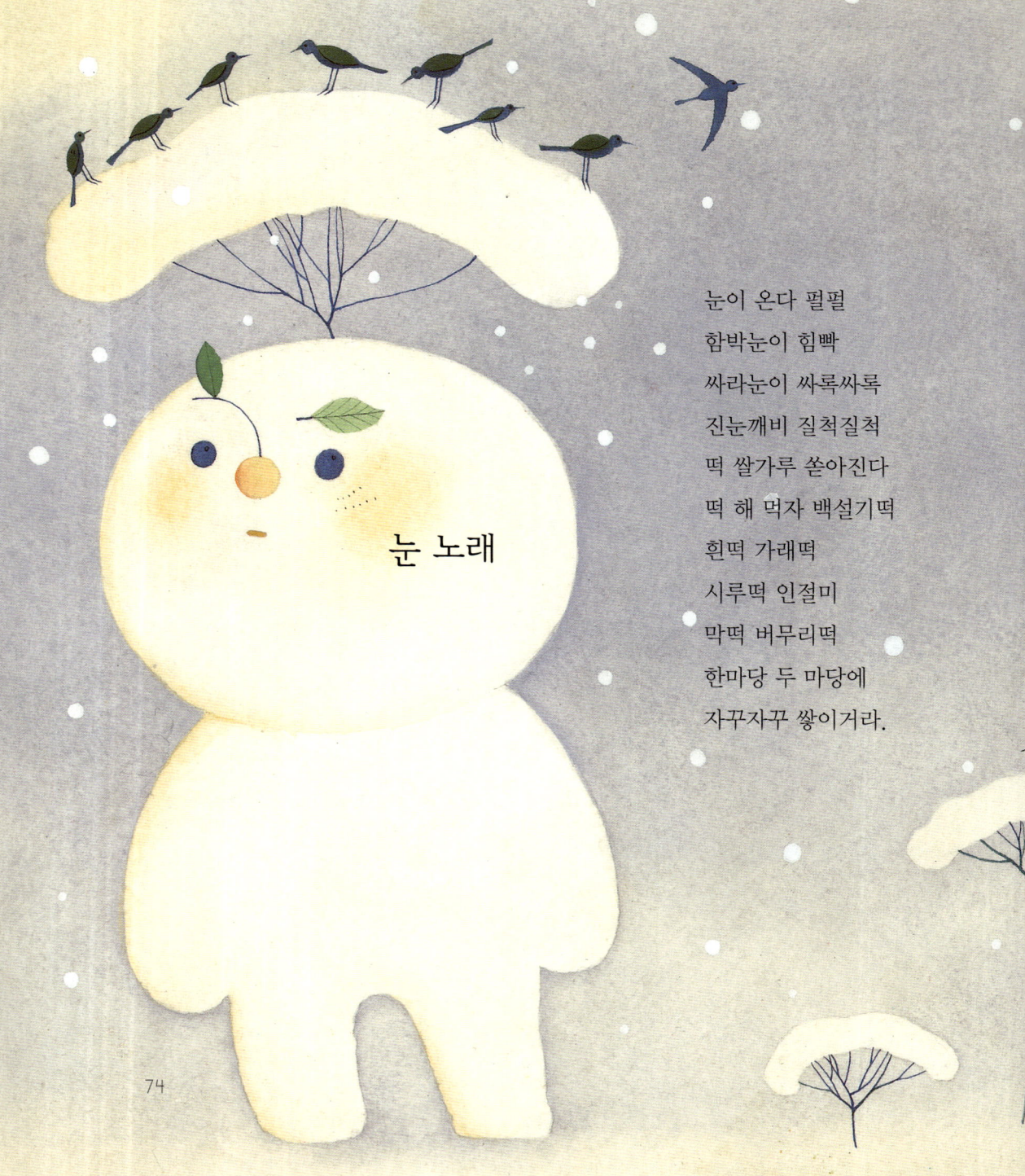

눈 노래

눈이 온다 펄펄
함박눈이 힘빡
싸라눈이 싸록싸록
진눈깨비 질척질척
떡 쌀가루 쏟아진다
떡 해 먹자 백설기떡
흰떡 가래떡
시루떡 인절미
막떡 버무리떡
한마당 두 마당에
자꾸자꾸 쌓이거라.

눈사람도 떡으로 짓고
집도 절도 떡으로 지어
너도 먹고 나도 먹고
돌려먹고 나눠 먹고
두고 먹고 구워 먹고
혼자 먹고 같이 먹고
앉아서 먹고
서서먹고
누워서 먹고
자면서 먹고
깨어서 먹고

높은 산과 낮은 산이
흰 모자를 쓰고 있다
떡가루를 둘러썼다
나무도 풀도
너도 나도
배 터져서 죽겠구나
배 터져도 좋으니라
떡 먹는 거 좋으니라
떡보야 먹보야
바보야 울보야
곰보야 째보야
너그들도 나와서
떡 먹어라
떡 받아먹어라.

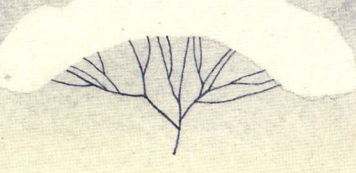
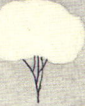
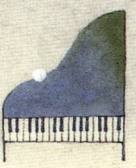

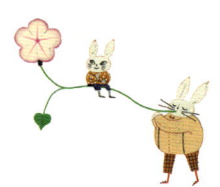

눈이 내려 행복한 사람들은 마음으로
눈 오는 소리를 듣겠지.
아가야, 너에게도 눈 내리는 소리가 들리니?
아빠랑 함께 눈 노래를 불러 보겠니?

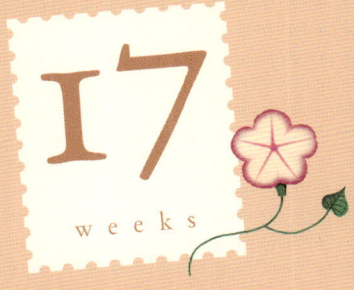

음악이 주는 행복

엄마랑 아빠는 요즘 너에게 들려줄 노래를 고르다,
서로 좋아하는 노래를 함께 들으며 추억을 공유해.
오늘은 엄마 아빠 기억 속에 있는
아주 특별한 음악대를 너에게 소개할게.

브레멘 음악대

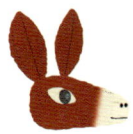

　농부의 집에 살던 당나귀는 늙고 병들어 버림받았어. 갈 곳 없이 방황하던 당나귀는 브레멘에서 음악대원을 모집한다는 공고문을 보게 되었지.
　"나는 기타를 잘 치니까 음악 대원이 될 수 있을 거야."
　당나귀가 띵까띵까 기타를 치며 걷고 있는데, 길바닥에 사냥개가 누워 한숨을 쉬고 있어. 왜 한숨을 쉬느냐고 물으니, 늙어 사냥할 수 없다고 주인에게 버림받았다는 거야. 당나귀는 함께 브레멘으로 가자고 했어. 사냥개는 기뻐하며 함께 길을 나섰지.
　당나귀는 띵까띵까 기타를 치고 사냥개는 두둥두둥 북을 치며 길을 걷는데, 나무 아래 고양이가 애처롭게 울고 있어. 왜 우느냐고 물으니, 늙어서 쥐를 잡지 못한다고 쫓겨났다는 거야.

"그럼 너도 우리와 함께 브레멘에 가자. 우리는 음악대원이 될 거야."

고양이는 기뻐하며 그들과 함께 길을 나섰지.

당나귀는 띵까띵까 기타를 치고 사냥개는 두둥두둥 북을 치고 고양이는 빰빠라밤 나팔을 불며 길을 걷는데, 울타리 위에 수탉이 울고 있어. 저녁이 다 돼 닭이 울 시간도 아닌데 왜 우느냐고 물으니, 늙어서 먹이만 축낸다고 쫓겨났다는 거야.

"그럼 너도 우리랑 브레멘에 가자! 너는 목소리가 좋아서 노래를 부르면 딱 이겠다."

세 친구의 제안에 수탉은 기분이 좋아졌어. 나이 들어 주인에게 버림받았지만 아직 무언가를 할 수 있다는 희망이 생겼잖아.

네 친구는 날이 밝으면 다시 길을 걷기로 하고, 나무 밑에 누워 잠을 청했지.

그런데 여기서 꼬르륵 저기서 꼬르륵 배가 너무 고파서 잠을 잘 수가 없었어.

"저기 불빛을 찾아가 보면 뭔가 먹을 게 있지 않을까?"

동물 친구들은 고양이가 가리키는 집을 찾아가 보기로 했지. 배를 채워야 브레멘에도 가고 음악대도 될 수 있잖아.

불빛이 새어나는 집에 도착한 동물 친구들은 조심스레 창문으로 집 안을 살폈어. 사람들이 모여 와자하게 떠들며 잔치를 벌이고 있었지. 그런데 가만히 대화를 들어 보니 그들은 집주인이 아니라 도둑들인 거야.

"우리가 도둑들을 내쫓자!"

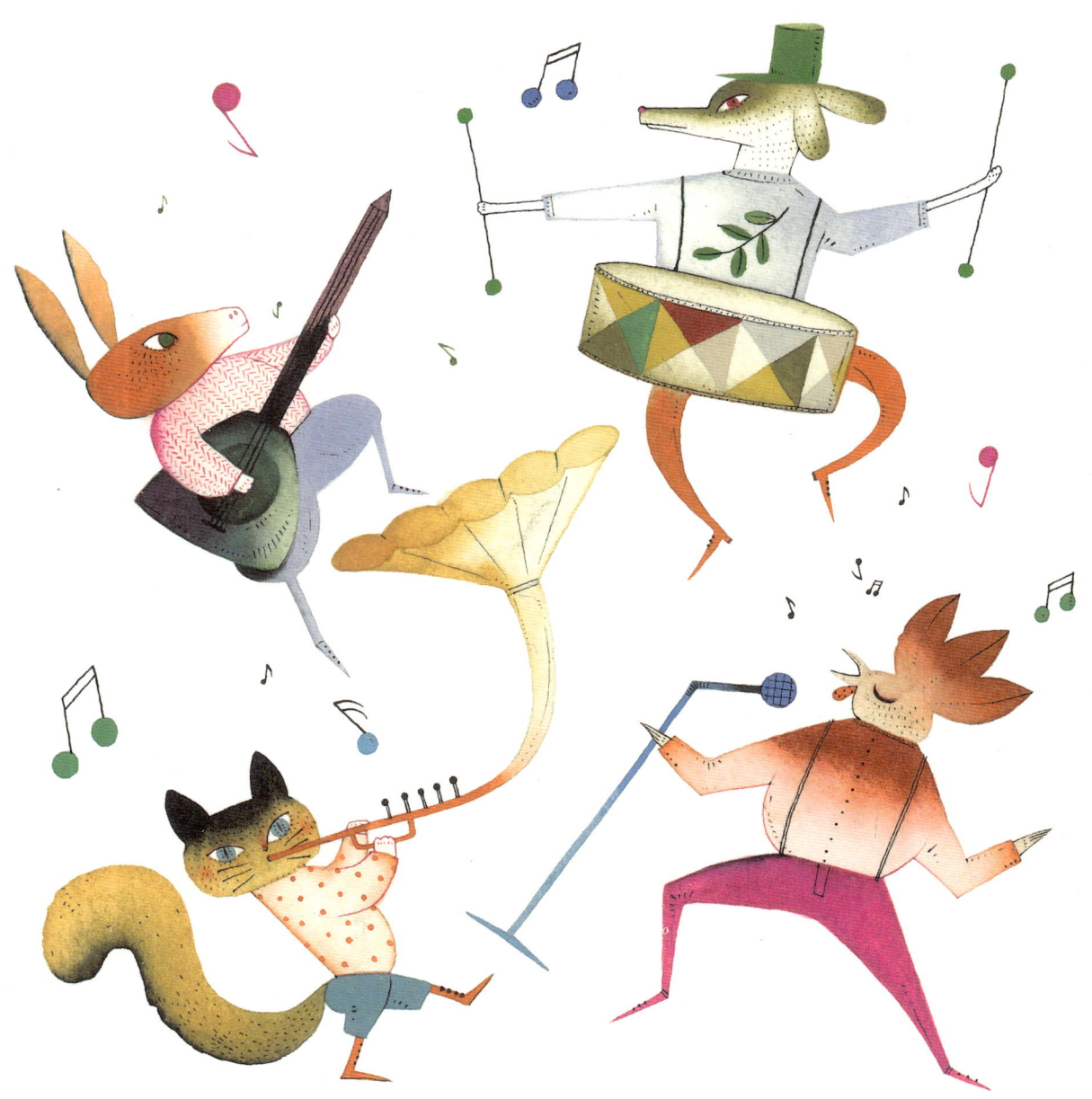

동물 친구들은 머리를 맞대고 방법을 고민했어.

속닥속닥 쑥덕쑥덕. 마침내 좋은 생각이 떠올랐지.

당나귀 위에 사냥개가 올라가고, 사냥개 위에 고양이가 올라가고, 고양이 위에 수탉이 올라가서, 다 함께 고래고래 노래 불렀어.

당나귀는 히잉히잉,
사냥개는 머엉머엉,
고양이는 야옹야옹,
수탉은 꼬끼요오.

도둑들은 이상한 소리에 깜짝 놀라 창문 밖을 보고는 '걸음아, 나 살려라.' 도망갔어. 층층이 올라선 동물들이 괴물처럼 보였나 봐.

동물 친구들은 도둑들이 놓고 간 보물을 주인들에게 돌려주었지. 마을 사람들은 고마워하며 동물 친구들에게 맛있는 음식을 대접했어.

기분 좋아진 동물 친구들은 노래하고 춤추며 연주를 시작했단다.

당나귀는 띵까띵까 기타를 치고,
사냥개는 두둥두둥 북을 치고,
고양이는 빰빠라밤 나팔을 불고,
수탉은 꼬꼬댁 꼬꼬 노래했지.

브레멘에 가지 않아도 동물 친구들은 이미 음악대가 되어 있었어.
그들 연주가 마을 사람들을 행복하게 해 주었거든.

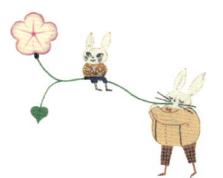

음악으로 가족이 된 동물 친구들처럼
우리도 훗날 가족 음악회를 열어 볼까?
엄마는 두둥두둥 북을 치고,
아빠는 띵까띵까 기타를 치고,
아가야, 넌 어떤 악기 소리가 마음에 드니?

즐겁게 노래하면 즐거운 인생

즐겁게 살려면 무엇이 있어야 할까?
많은 것들이 있겠고, 저마다 다르겠지.
그런데 절로 어깨를 들썩이게 하는 것은,
세상에 노래뿐일 거야.

노래하는 소년

　아프리카 동쪽 바다에 마다가스카르라는 섬이 있어. 마다가스카르 섬에 왕이 있었는데, 없는 것 하나 없이 풍족히 살고 있으면서도 행복하지 않았어.
　마다가스카르 섬 작은 마을에 리오라는 소년이 살고 있었는데, 노래도 잘하고 춤도 잘 추었어. 그래서 마을 사람들은 누구나 리오를 좋아했지. 리오 없는 잔치는 잔치라 할 수 없었어. 마을 사람들은 누구나 리오를 불러 잔치의 흥을 돋았어.
　'세상의 귀한 것을 모두 다 차지하면 행복해질까?'
　어느 날 왕은 생각했어.
　그래서 병사들이 집집마다 찾아다니며 왕에게 바칠, 세상 귀한 것들을 내놓으라고 했어. 눈을 부릅뜨고 집 구석구석을 살펴보았지.

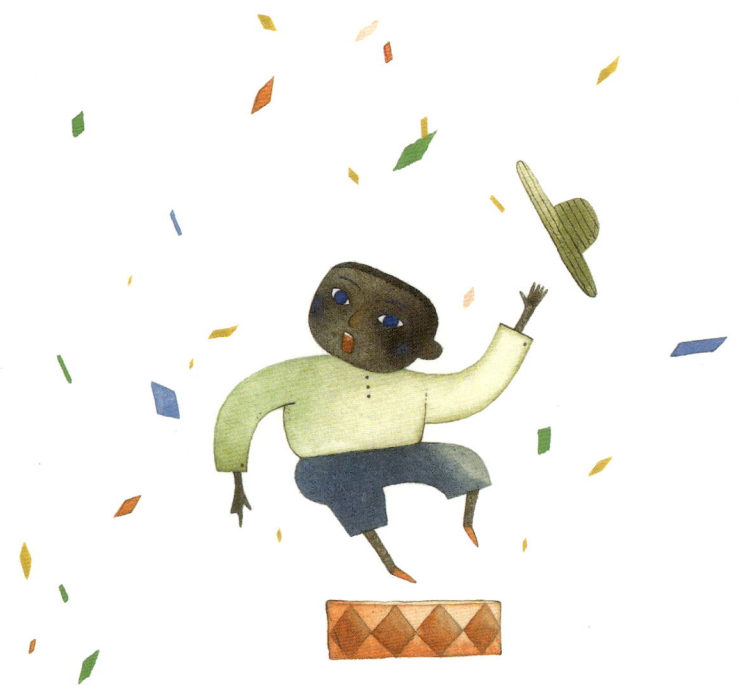

　병사들은 리오에게도 찾아와 왕에게 바칠 귀한 것을 내놓으라고 말했어. 역시나 눈을 부라리며.
　왕에게 드릴, 보석보다 귀한 것이 있다고 리오는 말했어. 그런데 자신이 직접 드려야만 한다고 했지.
　세상에 보석보다 귀한 것이 있다니! 병사들은 믿을 수 없었어. 살겠다고 허풍 떠는 것이라 생각했지. 그래서 병사들은 별것도 아니면서 부풀려 말했다면 절대 용서 않겠다며 리오에게 잔뜩 겁을 주고 떠났어.
　다음 날 리오는 약속대로 궁전으로 갔어. 언제나처럼 맨손에 맨발, 아무것도 없이 궁전으로 갔어. 그리고 리오는 자신이 가장 좋아하고 잘하는 것을 했지. 리오는 노래를 부르고 춤을 춘 거야.

저 녀석 보게, 하던 사람들도 병사들도 어느덧 들썩들썩 춤을 추고 있었어. 왕의 얼굴에도 웃음이 떠올랐지. 참을 수 없었는지 왕은 자리에서 일어나 리오의 노랫소리에 맞춰 몸을 흔들었어.

"노래가 이렇게 즐거운 것이더냐."

궁전이 기쁨으로 들썩들썩했어. 왕은 리오에게 궁전에 남아 달라고 했어. 이후 노래가 끊이지 않았지. 노랫소리는 이웃 섬들에도 바람 따라 실려갔지. 그때부터 사람들은 마다가스카르 섬을 '노래와 기쁨의 섬'이라고 불렀어.

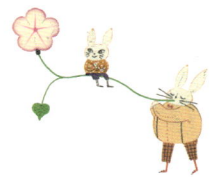

보석보다 귀한 것들이 세상에 많은데,
오늘은 리오가 알고 아빠가 알고 있던 그것, 노래만 알려줄게.
그리고 엄마랑 아빠랑 보석보다 귀한 그것, 노래를 들려줄게.
우리 아가 오늘 덩실덩실 춤 좀 추겠는데?

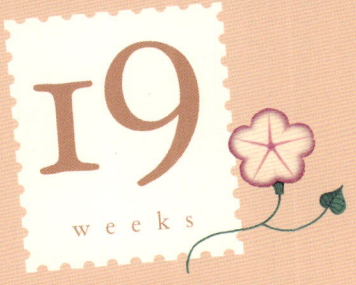

들려온다, 수줍게 사뿐히 내려앉아도

세상이 다 알도록 비처럼 오는 것은 아니지만
눈이 올 때도 소리가 나지.
고요를 끌고 내려오는 소리,
눈이 오는 소리.
수줍어서 사뿐히 내려앉아도 들려오는데, 저만 모르나?

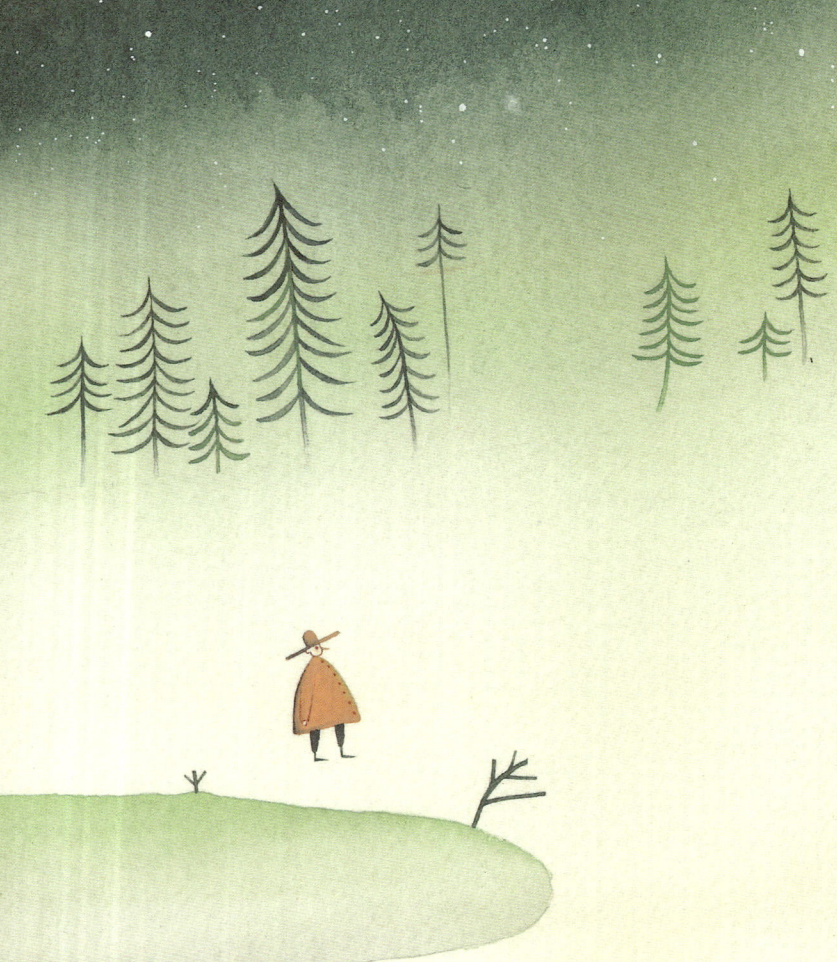

눈 오는 저녁 숲가에 멈춰 서서

—로버트 프로스트

이 숲이 누구의 숲인지 알 것도 같다.
숲의 주인은 마을에 집이 있어,
내가 지금 여기 멈춰 서서
눈으로 덮인 숲을 보는 것도 모르겠지.

내 조랑말은 이상하다 여기겠지.
농가도 없는 곳에서
한 해의 가장 어두운 저녁에
숲과 얼어붙은 호수 사이에 멈춰 서 있으니,

조랑말이 방울을 딸랑이며
혹여 무엇이 잘못 되었나 묻는다.
방울 소리 말곤 오직 바람 따라
눈송이 휘날리는 소리뿐.

숲은 아름답고, 어둡고, 깊다.
허나 난 지켜야 할 약속이 있고
잠들기 전에 가야 할 길이 멀다.
잠들기 전에 가야 할 길이 멀다.

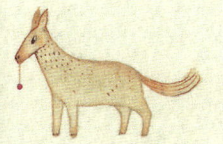

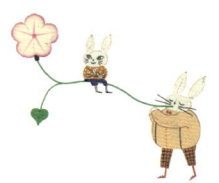

까마득히 먼 하늘에서 세상 곳곳에 눈이 내려앉으며 내는 소리,
그 소리에 밖으로 뛰쳐나가 친구들이랑 눈사람도 만들고, 눈싸움도 하고 그랬는데.
사브락, 사브락 쌓이는 듯도 하고 포르르, 포르르 날리는 듯도 하고.
눈은 그렇게 소리를 내며 세상에 내려왔는데…….

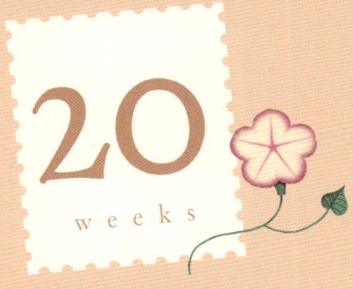

어릴 적 들었을, 그리운 소리

아가야, 쉿! 저 소리 들리니?
깡충깡충 토끼 한 마리가 뭉툭한 꼬리를 잘랑잘랑 흔들며 도망가고 있어.
무슨 사연인지, 우리 한 번 쫓아가 볼까?

딸랑새

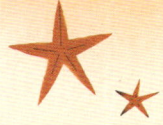

옛날 옛날에 소금 장수 있었는데, 산에서 길을 잃고 당나귀랑 맴맴 맴돌고 있었어. 뉘엿뉘엿 해는 지고 있는데, 걸어도 걸어도 산이었던 거야. 밤에 산길을 헤매다 호랑이라도 만나면 어떡하나, 소금 장수는 덜컥 겁이 났지. 때마침 멀리서 불빛이 반짝해서 기쁜 마음에 달려갔더니 초가집이 하나 있어. 주인장을 불렀더니 늙은 영감이 나오네. 하룻밤 편히 묵을 수 있겠구나, 하고 그제야 소금 장수는 마음이 놓였지.

그런데 영감 따라 초가집으로 들어가던 소금 장수 눈에 이상한 것이 보였어.

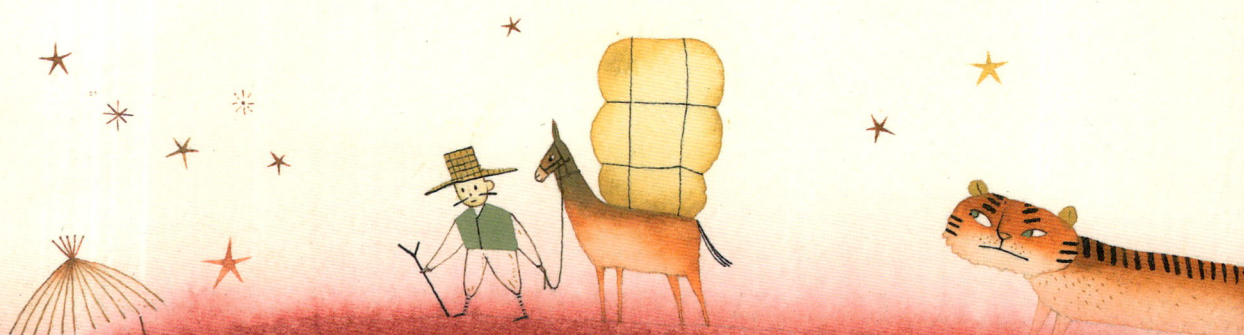

저것이 무엇이더냐, 라는 생각과 함께 오들오들 몸이 떨려 왔지. 호랑이 꼬리였던 거야. 제 발로 호랑이굴로 왔구나, 후회해 봐야 소용이 없었지. 도망가 봐야 호랑이보다 빠를 수 없고.

소금 장수는 덜덜 떨렸지만 시치미를 뚝 떼고 당나귀를 말뚝에 매며 당나귀 목에서 방울을 떼어 품에 넣었어. 호랑이 주인이 보고 무어냐고 물었지.

"딸랑새라고 하는데, 호랑이 꼬리를 먹고살지요. 이 녀석이 있어서 호랑이가 무섭지 않습니다."

소금 장수가 호랑이를 슬쩍 보니 잔뜩 겁을 집어먹었더라고. 자칫 잘못했다 딸랑새에게 꼬리를 잘릴지도 모르니, 그도 그럴밖에.

밤은 깊어 가는데 소금 장수나 호랑이나 잠을 이룰 수 없었어. 호랑이를 곁에 두고 쿨쿨 잘 수 없었겠지. 딸랑새를 곁에 두고 드르렁 푸, 곯아떨어질 수 없었겠지. 그러다 호랑이가 먼저 깜빡 하고 잠이 들었네. 소금 장수는 이때다 하고 호랑이 꼬리에 방울을 달았어.

잠결에 뒤척이던 호랑이는 갑자기 들려오는 딸랑, 딸랑 방울 소리에 기겁을 하고 호랑이 살려라, 냅다 도망을 갔어.

날은 밝아 오는데 딸랑, 딸랑 소리가 멈추지를 않으니 호랑이는 멈출 수 없었어. 그러다 그만 가시덤불에 걸려 나동그라졌는데, 그 바람에 호랑이 꼬리에서 방울이 툭 떨어졌어. 그것도 모르고 한참을 달리다 보니 딸랑새 소리가 나지 않는 거야. 그래 호랑이는 좀 쉬었다 도망가자 했지.

그때 지나가던 토끼가 축 늘어져 쉬고 있던 호랑이를 보고 왜 그러고 있느냐고 물었어. 딸랑새 무서워 밤새 달렸더니 힘이 들어 그런다고 했더니, 토끼가 믿지를 않는 거야. 세상에 그런 새 있단 소리는 못 들었다며, 코를 실룩거리며 믿지를 않는 거야. 결국 둘이 꼬리를 매고 딸랑새를 보러 갔지.

호랑이가 가시덤불을 막 지나려니까 딸랑 하고 딸랑새 소리가 들리잖아. 기겁을 하고 호랑이는 죽어라 또 달렸지. 호랑이가 나뭇등걸을 뛰어넘으려는데 그만 토끼 몸뚱이가 딱 걸렸어. 그 바람에 토끼 꼬리가 툭 잘려 버렸네. "고 녀석, 딸랑새 안 믿더니 꼴좋다"라는 말도 목구멍으로 쏙 삼키고 호랑이는 멀리 멀리 저 멀리 달아나 버렸어.

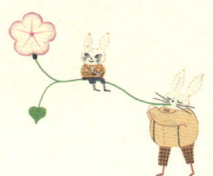

딸랑, 딸랑, 어릴 적 들었던 딸랑이 소리가 들리는 것만 같네.
딸랑, 딸랑. 우리 아가, 여기 봐. 딸랑이를 흔들어 주던 엄마 아빠 얼굴이 떠오를 것만 같네.
그런데 호랑이에게는 세상 제일 무서운 소리라니!

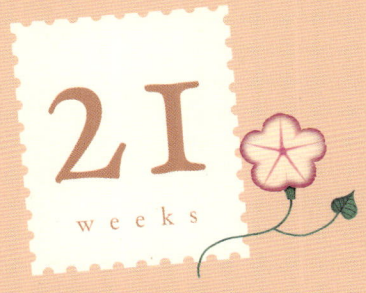

내면의 귀를 열면

세상을 볼 수 없는데 그림을 그리고,
세상의 소리를 들을 수 없는데 곡을 만들고 연주하는 음악가가 있었어.
어떻게 그럴 수 있느냐고? 궁금하면 오늘 아빠 이야기 잘 들어 봐.

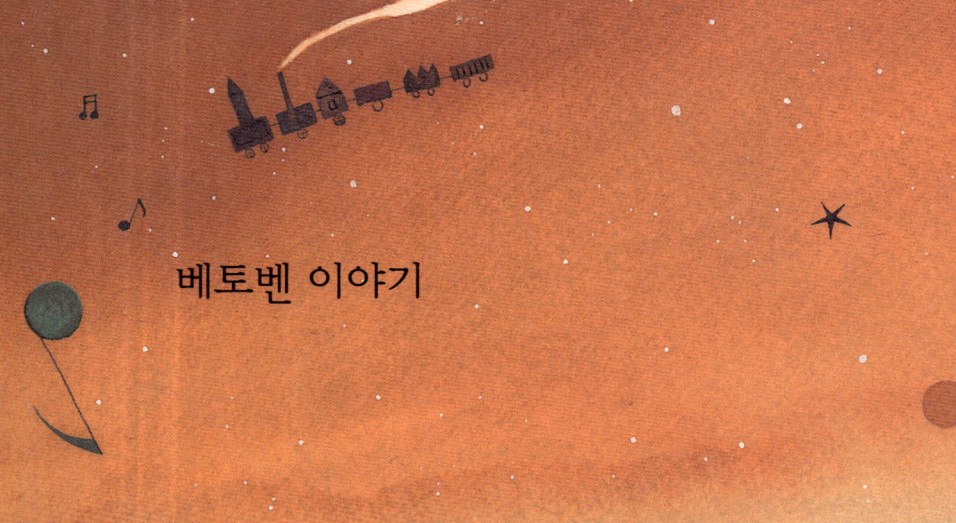

베토벤 이야기

1824년 5월 7일, 오스트리아 빈의 케른트너토르 극장에서 베토벤의 교향곡 9번이 초연되었을 때 객석의 청중들은 격정에 빠져들었어. 그러나 베토벤은 객석의 박수갈채를 들을 수 없었어. 교향곡 9번은 '합창'이란 별명이 붙어 있는데, 30년 만에 완성한 베토벤의 마지막 교향곡이었지.

이때쯤 베토벤은 완전히 청력을 잃어서 지휘를 할 수 없었어. 그래서 아쉽지만 총감독으로 무대에 올라야 했어. 그날 베토벤은 머리를 단정하게 하고 무대에 올랐어. 베토벤에게 조금은 더 특별했던 무대일까? 베토벤은 지휘자 옆에 앉아 객석을 등지고 지휘를 했어.

객석을 볼 수도 없었으니 객석이 격정과 환희에 젖어 있는 줄도 모르고 그저 지휘를 하고 있었지. 그러나 그 역시 내면의 귀로 듣고 있었겠지. 그의 가슴 속에서 합창 교향곡이 울려 퍼지고 있었겠지. 어떤 곡일까 상상하며 지휘를 했던 것이 아니라 분명 그 자신도 들었던 거야. 내면의 귀로 들으며 청중과 마찬가지로 그 자신도 환희에 젖었던 거야.

루트비히 판 베토벤은 1770년 독일의 도시 본에서 태어났어. 베토벤의 아버지는 궁정의 악단에서 활동했는데, 궁정의 악장이었던 그의 아버지만큼 성공하지는 못했어. 그는 어린 아들 베토벤에게 기대를 했지. 베토벤이 모차르트처럼 세상을 떠들썩하게 했으면 했어. 베토벤은 밤이 늦도록 연습하고 연습하고 또 연습해야 했어. 어린 베토벤에게 피아노 연습은 혹독했어.

이제 막 훌륭한 스승을 만나 음악가로서의 꿈을 펼치려고 하는데, 시름시름 앓던 어머니가 세상을 떠나고 베토벤은 동생들을 돌봐야 해서 일자리를 구해야 했어. 예전처럼 피아노 연습과 작곡에 매달릴 수 없었어. 그렇다고 희망의 끈을 놓을 베토벤이 아니었고, 머지않아 기회가 찾아왔지. 음악가라면 꿈을 꾸는 곳, 빈에서 드디어 음악에 대한 열정을 펼칠 수 있었던 거야.

　서른 살 무렵 빈에서 막 작곡가로 이름을 떨칠 때 느닷없이 베토벤에게 귓병이 찾아왔어. 음악가에게 귓병이라니. 베토벤은 빈을 떠나 시골 외딴집에 틀어박혀 절망했지. 아무도 모르게 숨겨 왔던 귓병에 대해 털어 놓으며 동생들에게 삶의 마지막 편지를 쓰기도 했어. 그러나 베토벤은 어느 저녁 황금 들녘 앞에서 문득 깨닫게 돼.

　'그래, 귀로만 소리를 들을 수 있는 것이 아니야. 귀를 잃으면 눈으로도 들을 수 있고 마음으로도 들을 수 있지.'

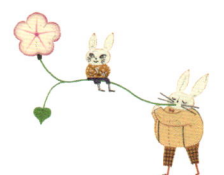

눈과 귀 말고도 보고 들을 수 있는 무엇이 있다는 것을, 너도 이제 알겠지.
눈이 없어도 귀가 없어도 마음으로 보고 들을 수 있어.
생각해 보면 엄마 배 속에 있을 땐 누구나 그랬을 텐데.

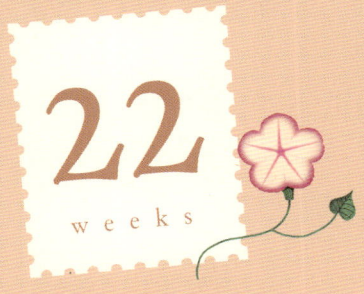

사랑한다면 노래를

사뿐히 어둠이 내려앉으면 연인의 창가에 서서 노래를 불러.
사랑의 노래, 세레나데. 아빠도 한 번쯤 불러 보았으면 했는데,
수많은 창문에서 불이 켜질까 봐 못했어.
용기가 없었던 것이 절대 아니야.

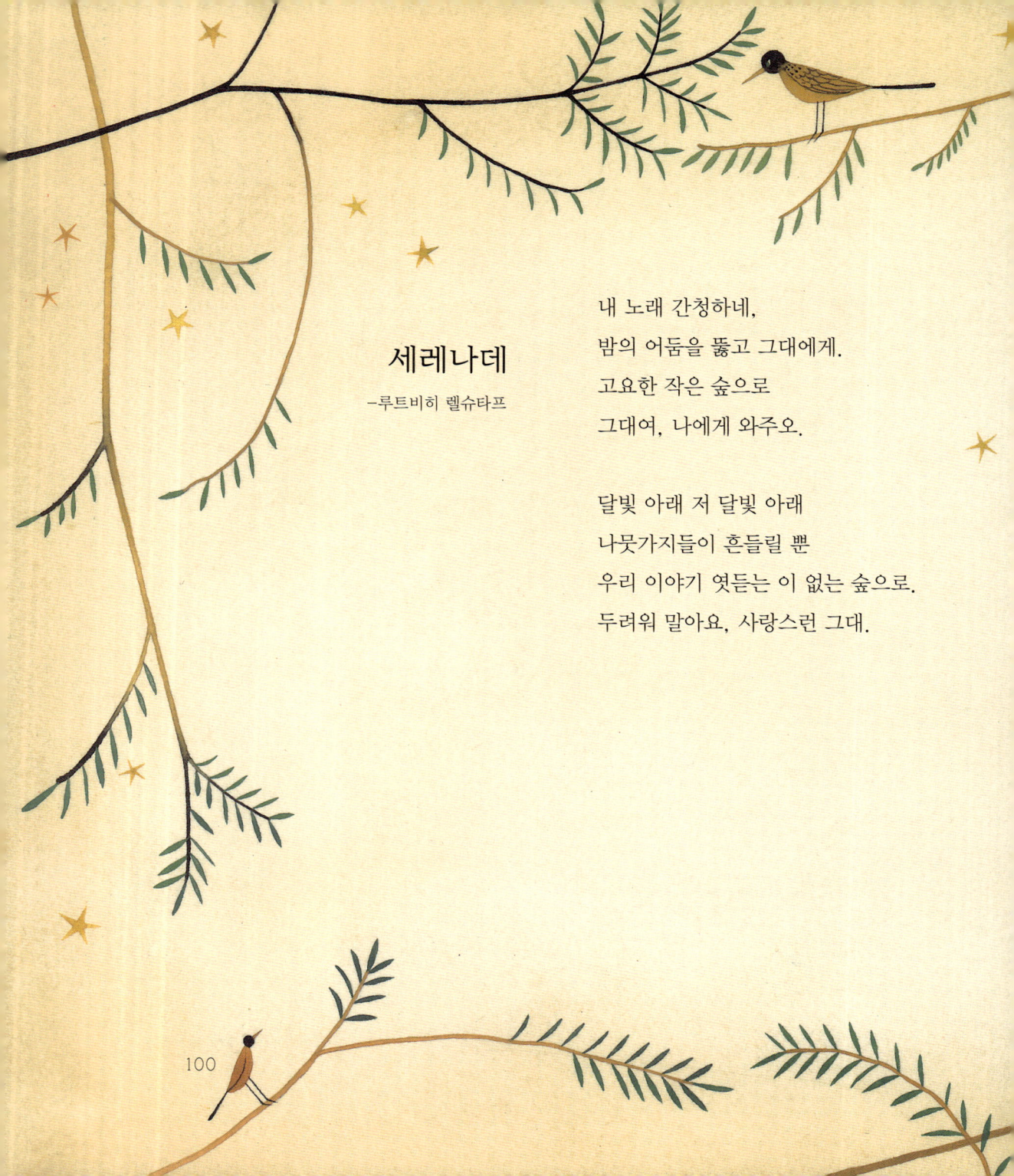

세레나데

−루트비히 렐슈타프

내 노래 간청하네,
밤의 어둠을 뚫고 그대에게.
고요한 작은 숲으로
그대여, 나에게 와주오.

달빛 아래 저 달빛 아래
나뭇가지들이 흔들릴 뿐
우리 이야기 엿듣는 이 없는 숲으로.
두려워 말아요, 사랑스런 그대.

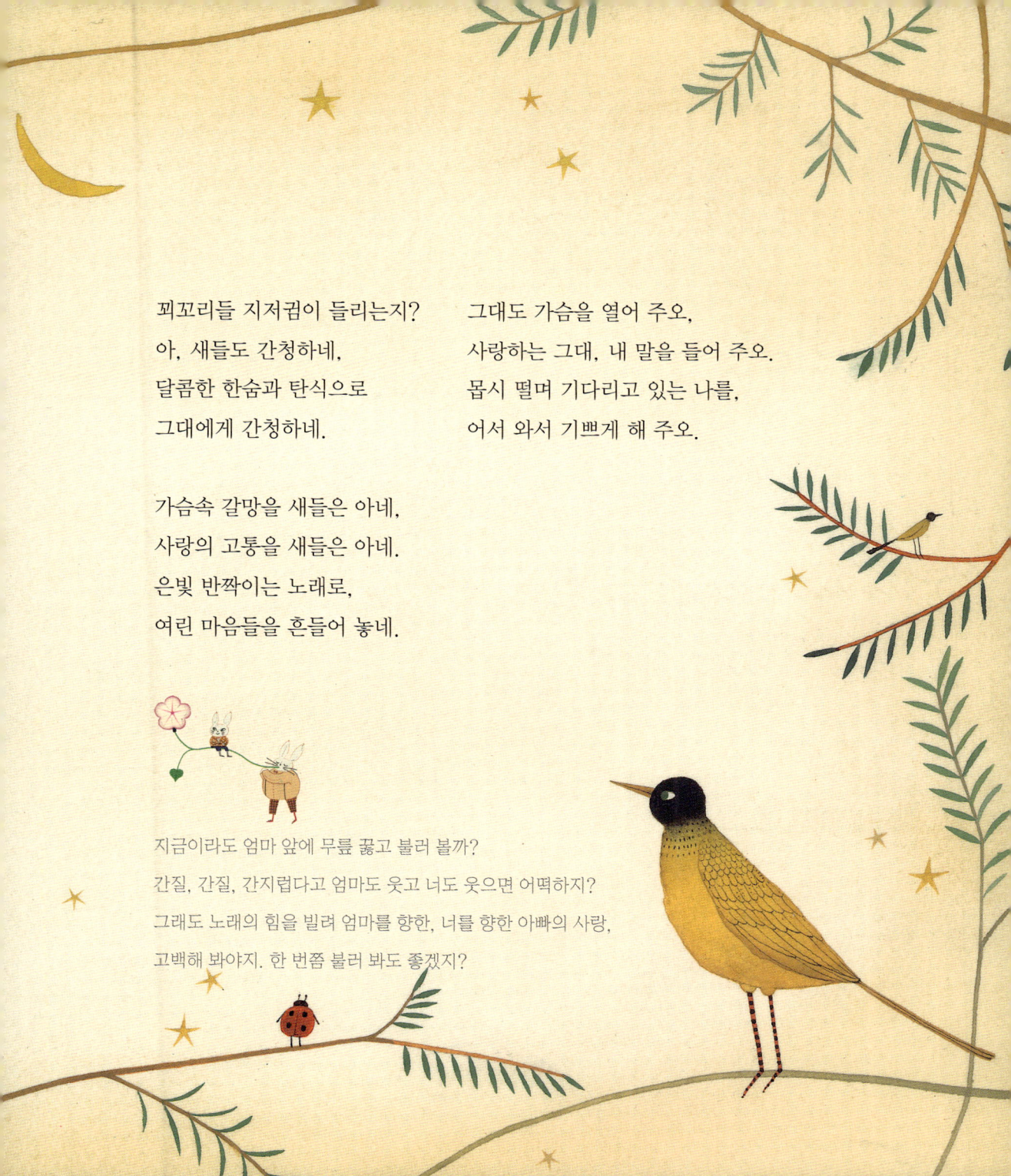

꾀꼬리들 지저귐이 들리는지?
아, 새들도 간청하네,
달콤한 한숨과 탄식으로
그대에게 간청하네.

그대도 가슴을 열어 주오,
사랑하는 그대, 내 말을 들어 주오.
몹시 떨며 기다리고 있는 나를,
어서 와서 기쁘게 해 주오.

가슴속 갈망을 새들은 아네,
사랑의 고통을 새들은 아네.
은빛 반짝이는 노래로,
여린 마음들을 흔들어 놓네.

지금이라도 엄마 앞에 무릎 꿇고 불러 볼까?
간질, 간질, 간지럽다고 엄마도 웃고 너도 웃으면 어떡하지?
그래도 노래의 힘을 빌려 엄마를 향한, 너를 향한 아빠의 사랑,
고백해 봐야지. 한 번쯤 불러 봐도 좋겠지?

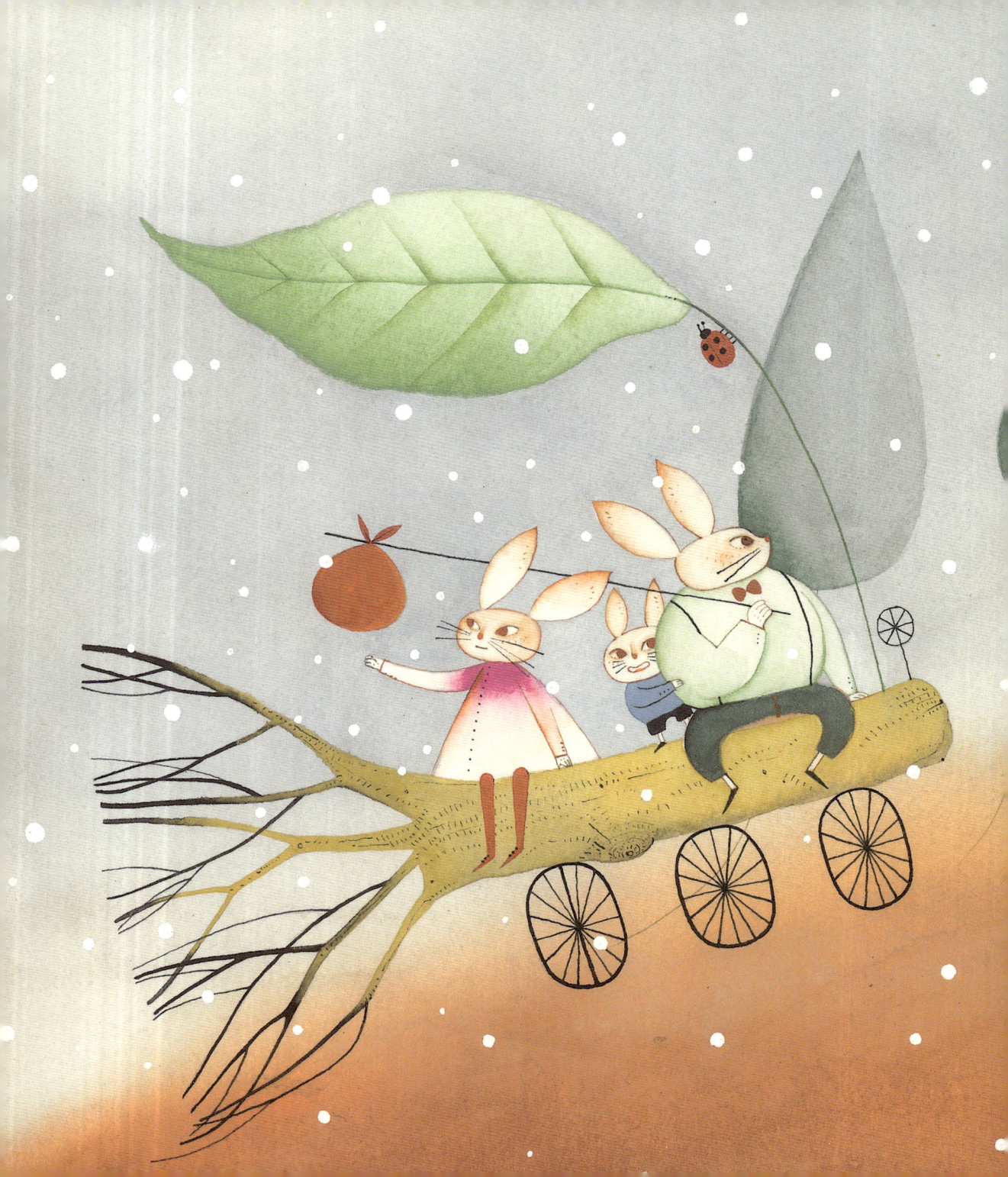

Chapter 3
공간, 여행 그리고 너와 나누는 이야기

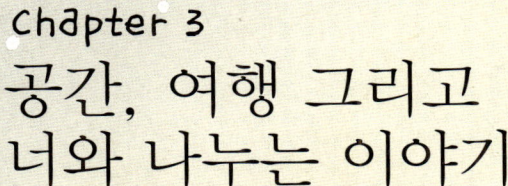

임신을 했다고 너무 움직이지 않으면 체중이 지나치게 증가하고 무기력해지는 기분을 느낄 수 있습니다. 입덧 등이 사라지고 안정기에 접어들면 체조나 운동, 산책, 여행을 해보세요.

태교 여행은 일상에서 벗어나 여유로운 시간을 제공하기 때문에 아기와의 교감에 좋습니다. 여행 기간 동안 부부가 진실한 대화를 나눔으로써 서로를 이해하고 아기를 더욱 소중히 여기는 마음을 가질 수도 있습니다. 푸른 바다나 숲을 보면 시야가 트이고 가슴속이 시원해지면서 안정되는 것을 느낄 수 있지요. 다만 임신부의 신체 상태를 고려하여 일정을 잡고 위급 상황에 대비해 병원 위치를 파악해 둬야 합니다. 또한 비행기를 탈 때는 4시간이 넘는 거리는 피하고, 자동차 여행을 할 때도 장시간 앉아서 이동하는 것은 좋지 않습니다. 중간중간 자주 쉬어 줘야 합니다.

산책은 태아가 가장 좋아하는 자극 중 하나인 규칙적인 자궁수축에 의한 자극을 준다는 점에서 좋습니다. 무리하지 않고 천천히 걷다 보면 혈액순환이 활발해져 앉아 있을 때보다 산소를 더 많이 들이마실 수 있고, 태아의 뇌세포를 활성화시키는 효과도 있습니다. 부종이나 허리 통증도 예방해 주지요. 최근에는 숲속에서 명상과 산책을 하는 숲 태교도 인기입니다.

임신부와 태아의 건강을 챙기는 데 운동이 빠질 수 없습니다. 걷기, 수영, 요가, 필라테스 등의 운동을 관절에 무리가 가지 않는 선에서 한다면 체중 관리와 건강 관리는 물론 스트레스 관리까지 가능합니다. 단, 임신 중에는 릴랙신이라는 호르몬의 분비로 관절이 약해져 운동할 때 다칠 확률도 높아집니다. 그러므로 자신에게 맞는 운동에 대해 의사의 상담을 받고 운동 전 스트레칭으로 안전사고를 예방하세요.

추천 건강 태교 산책 태교, 여행 태교, 숲 태교, 운동 태교

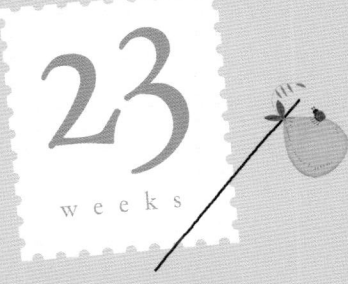

여행처럼 특별한 일상

엄마는 몸이 무거워져서 밤이 되면 다리가 퉁퉁 부어.
그런데도 내일은 더 멀리까지 걷자고 하네.
너에게 세상 구경을 시켜 주고 싶다고 말이야.
우리는 그렇게 날마다 짧은 여행을 하지. 별 것 없이 소소하지만 즐겁게.

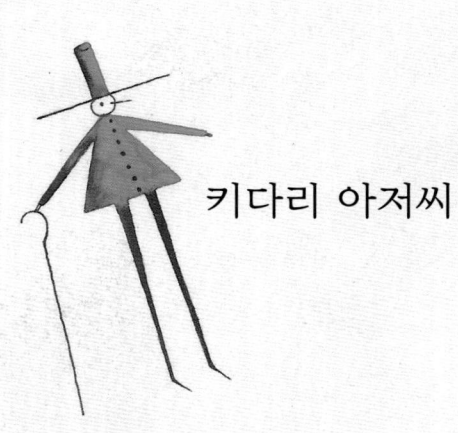

키다리 아저씨

키다리 아저씨께

뉴욕은 정말 어마어마한 도시예요. 아저씨는 이런 복잡한 곳에 살고 계신 거죠?

겨우 이틀을 지내고 왔는데 아직도 흥분이 가라앉지 않아요. 일상으로 온전히 돌아오려면 몇 달은 걸릴 것 같아요.

우리는 토요일 아침에 거리를 돌아다니며 예쁜 물건을 원 없이 구경했어요. 줄리아는 모자를 사러 가게에 가서 열두 개나 되는 모자를 써 보았답니다. 그 가운데 가장 예쁜 모자를 두 개 샀어요. 가격을 보고 저는 조금 놀랐지만 줄리아는 전혀 아랑곳하지 않았어요.

모자 가게를 나와서 우리는 극장에 갔어요. 화려하고 웅장한 극장에 들어서자 꿈을 꾸는 기분이었죠. 밤마다 극장에 가는 꿈을 아직도 꾸고 있어요.

극장에서는 〈햄릿〉을 보았어요. 수업 시간에 배웠던 《햄릿》을 연극으로 보다니! 얼마나 황홀했는지 몰라요. 셰익스피어가 쓴 대사는 수업 시간에 배울 때보다 몇 배는 더 가슴에 와 닿았어요. 아저씨가 괜찮다고 말씀해 주시면 저는 작가보다 배우가 되고 싶어요. 연극 학교에 가서 공부를 하고 배우가 되면 어떨까요? 공연을 올리게 되면 아저씨께 가장 좋은 자리를 마련해 드릴게요.

어느덧 밤이 찾아와 기숙사로 돌아올 때 우리는 기차 안에서 식사를 했어요. 분홍빛 램프가 켜진 식탁에서 웨이터가 가져다주는 음식을 먹고 있자니 흥분을 가라앉힐 수가 없었죠. 저도 모르게 말하고 말았어요.

"기차 안에 식당이 있다니, 참 편리하네!"

그러자 줄리아는 어이없다는 듯이 말했어요.

"기차에 식당이 있는 것도 몰랐니? 시골에서 자랐어도 여행은 해 봤을 텐데?"

"대학에 올 때 기차를 탄 것이 첫 여행이었는데, 지금 생각해 보면 내 생에 첫 여행은 지금 이 순간인 것 같아."

그렇게 말하자 줄리아는 조금 놀랍다는 듯 저를 보았어요.

어쩌면 줄리아에게는 특별한 것이 하나도 없는 평범한 여행이었는지 몰라요. 하지만 여행이 처음인 저에게는 모든 것이 새롭고 신기했어요.

아저씨, 이 편지에 저의 흥분이 느껴지나요? 첫 여행의 설렘을 담아 보냅니다.

변함없는 주디 올림

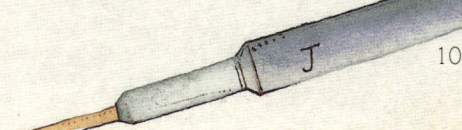

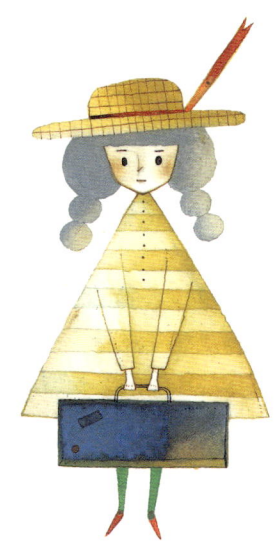

여행은 어쩌면 조금 특별한 일상인지도 몰라.
요즘 엄마랑 아빠가 너와 함께하는 아주 평범하지만 특별한 일상처럼 말이야.

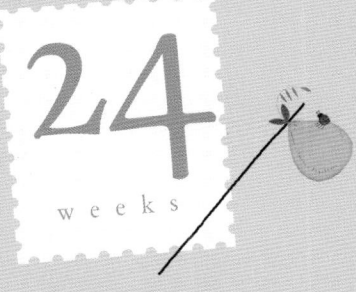

모험을 떠날 거야

탐험하고 꿈꾸고 발견하라!
오늘 너에게 들려줄 이야기를 지은 마크 트웨인의 말이야.
탐험, 꿈, 발견은 삶에서 지속되어야 하는 것들인데,
어른이 되고는 그것들에 대해 생각하는 것도 쉽지 않아.
아쉽고 슬프게도 말이야.

톰 소여의 모험

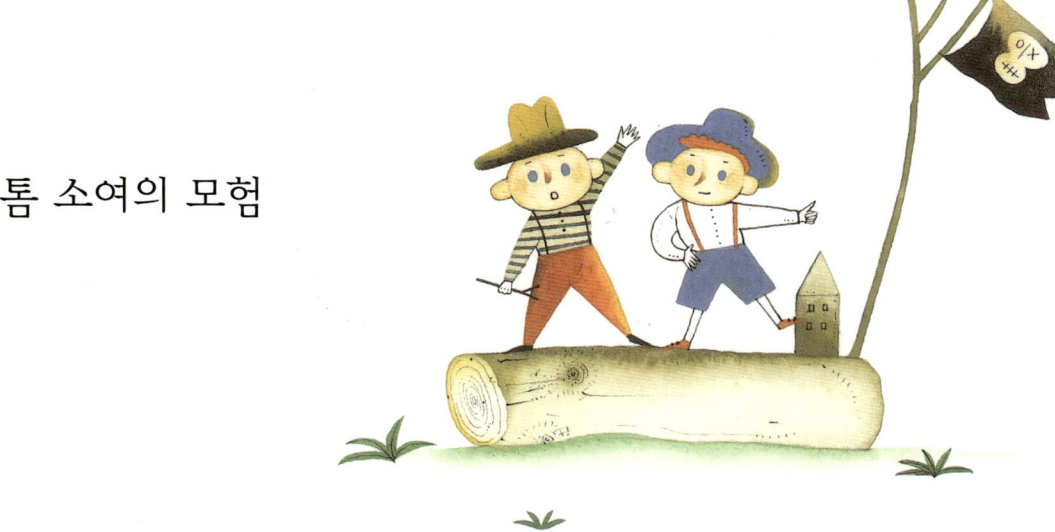

 톰은 마침내 집을 나가기로 결심했어. 톰은 친구 하나 없고 누구의 사랑도 받지 못하고 버려진 아이란 느낌이 들었어. 그렇게 생각하니 서글프고 우울했어. 자꾸만 눈물이 났지. 집을 나와 터벅터벅 걷다 톰은 조 하퍼를 만났어. 왠지 조 또한 자신의 처지와 다를 것이 없어 보였어.
 톰은 소맷부리로 눈물을 훔치며 드넓은 세계로 뛰쳐나가 두 번 다시 돌아오지 않을 거라고 말했어. 그러자 조는 반가운 표정을 지으며 자기도 마침 똑같은 생각을 하고 있었다고, 그래서 톰을 찾고 있었다고 말했어. 톰과 조는 냉혹한 세상으로 내몰린 불쌍한 아이들이 되었지만 그래도 어른들과 세상을 용서하기로 했어.
 이제 두 소년은 앞으로 어떻게 살면 좋을지 고민했어. 조는 세상을 등지고

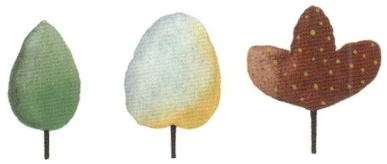

은둔자로 살자고 했어. 그러자 톰이 절레절레 고개를 저으며 말했어.

"난 해적이 될 거야!"

"뭐, 해적이라고?"

"그래, 해적! 해적은 죽음 따위 두려워하지 않아. 멋진 모험도 할 수 있고."

"좋아, 그럼 나도 해적이 될래!"

두 소년은 해적 생활의 본부로 잭슨 섬을 선택했어. 약탈 대상에 대해서는 아직 아무 생각이 없었어. 그리고는 허클베리 핀을 찾아갔지. 이렇게 사나, 저렇게 사나 마찬가지라며 허클베리는 두 친구의 제안을 받아들였어. 그리고 물었어.

"그런데 해적이 되면 뭘 하지?"

"굉장한 일을 하지. 우선 해적이 되면 아침 일찍 일어나지 않아도 되고, 씻지 않아도 되고, 학교 따위 다닐 필요도 없어. 해적은 그딴 멍청한 짓들은 절대 하지 않아. 해적들은 뭍에 있을 땐 아무것도 안 해도 돼. 은둔자들은 기도도 해야 하고, 늘 혼자 있어야 하고, 아무런 재미도 없이 살아야 하고, 비도 맞으며 고생을 좋다고 하고 살아."

"그래, 해적이 되어야 해. 그런데 해적은 옷도 아주 멋있게 입던데?"

조가 옆에서 거들었어.

"옷이라고? 난 누더기밖에 없는데? 옷 때문에 난 해적이 될 수 없겠다."

허클베리는 난처한 듯 입고 있는 옷을 내려다보았어.

"걱정할 것 없어, 허크. 모험이 시작되면 멋진 옷쯤 어렵지 않게 손에 넣을 수 있으니까."

톰과 조는 허클베리를 위로해 주었어. 옷이나 과자를 슬쩍하는 것은 죄가 아니지만 보석이나 귀중품을 훔쳐 해적의 이름을 더럽히지 않겠다며, 앞뒤 맞지 않는 이야기를 한참 하다 세 소년은 잠이 들었어. 그리고 똑같이 멋진 배를 타고 바다로 나가는 해적의 꿈을 꾸었지.

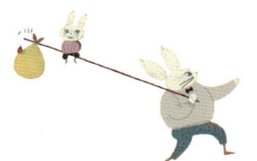

톰과 허클베리, 아빠 어릴 적 친구들이야.

함께 모험을 떠났던 잊지 못할 친구들이지.

그리고 네가 세상 밖으로 모험을 떠날 때 선뜻 함께할 친구들이 될 거야.

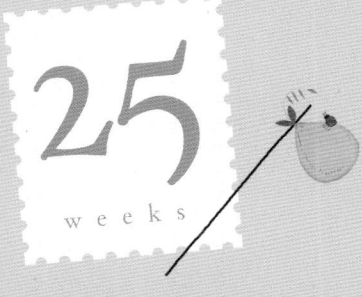

길을 나서야 할 때

'여행'이라는 말은 사람을 설레게 하지.
다시 돌아올 길을 걸으면서도 여행이 즐거운 이유는
그 길에서 새로운 것을 만난다는 기대 때문일 거야.
먼 훗날 네가 길을 나설 때
아빠는 너에게 이 시를 주고 싶어.

이타카

―콘스탄틴 카바피

네가 이타카로 길을 나설 때
염원하라, 기나긴 여정이 되기를.
모험과 새로움이 가득하기를.
라이스트리곤, 키클롭스,
성난 포세이돈을 두려워 마라.
네 생각이 고결해지고
낯선 흥분이 네 몸과 영혼을 흔들면
그들은 너의 여정을 방해하지 못할 것이다.
그들을 네 영혼에 들이지 않고
네 영혼이 그들을 따라가지 않는다면
라이스트리곤, 키클롭스, 사나운 포세이돈
그 누구도 너의 길을 막아서지 못할 것이다.

염원하라, 너의 길이 계속 이어지기를.
설렘과 기쁨을 안고 미지의 항구로 들어설 때까지
네게는 수없이 많은 여름날의 아침이 있으니
페니키아 시장에 잠시 들러
마음이 이끄는 대로 물건을 사라.

진주, 산호, 호박, 흑단
수많은 종류의 관능적인 향수들,
살 수 있는 한 모든 관능적인 향수를 사라.
그리고 이집트의 도시들을 찾아다니며
여러 현인을 만나 배우고 또 배워라.

언제나 마음 안에 이타카를 두라.
그곳에 이르는 것이 너의 운명이니
쉽게 이르지 못하더라도
늙어 그곳에 이르는 것이 나으니
결코 서두르지 마라.
너는 길 위에서 모든 것을 얻었으니
이타카가 풍요롭게 해주기를 바라지 마라.
이타카는 너에게 놀라운 여정을 선사하였고
이타카가 아니라면 너는 길을 나서지도 않았을 것이니
이제 이타카는 너에게 줄 것이 없다.

네가 그곳에서 아무것 찾지 못한다 해도
이타카는 너를 속인 적 없고
길 위에서 너는 이미 배웠으니
마침내 이타카의 의미를 이해할 것이다.

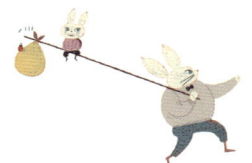

여행은 목적지에 도달하는 것이 아니라
목적지까지 가는 여정이 중요하겠지.
엄마랑 아빠는 지구 여행에서 널 만나,
너의 여정에 함께할 수 있어 무척 기뻐.

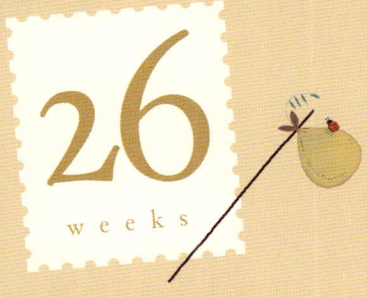

때론 무모하게

라 만차의 어느 마을에 영감이 살았어.
공상하는 걸 좋아하고 무엇이든 마음먹으면
해내고 마는 독특한 사람인데,
어느 날 갑자기 기사가 되겠다며
갑옷을 입고 투구를 쓰고 길을 나섰지.
우리 그의 길을 한번 따라가 볼까?

돈키호테

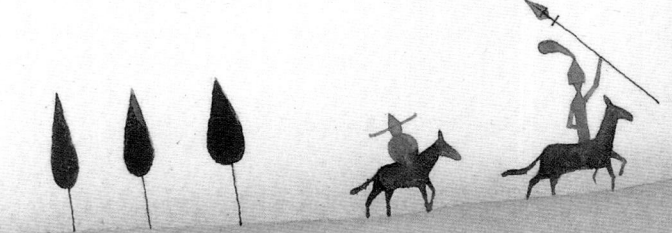

집을 떠난 돈키호테와 산초는 하루를 꼬박 걸어 넓은 평원에 도착했어. 그곳엔 커다란 풍차가 서른 개 남짓 돌아가고 있었지. 그걸 본 돈키호테는 흥분해 말했어.

"우리가 기대한 것보다 더 멋진 행운이 펼쳐지려나 보네. 산초! 저기 보이나? 저 멀리 서른 명이 넘는 거인들이 다가오고 있네. 이제 난 저놈들과 당당히 맞서 싸울 거야. 이렇게 멋진 결투는 아무 데서나 할 수 있는 게 아니라네. 이건 분명 하늘이 준 기회일세!"

산초는 돈키호테가 가리키는 곳을 보았어. 거인은 보이지 않고 그저 풍차밖에 없었지.

"나리, 저건 거인이 아니라 풍차입니다."

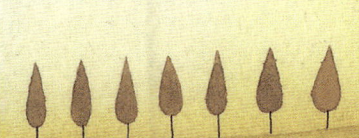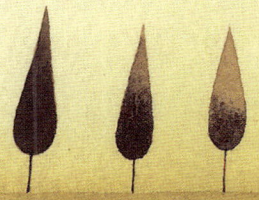

"아니, 자네 눈엔 거인들이 보이지 않는단 말인가? 한 놈은 팔이 10미터는 넘어 보이는데도?"

"그건 팔이 아니라 풍차 날개예요, 나리. 저 날개가 바람에 돌면서 돌절구를 돌리잖아요."

산초의 말에 돈키호테는 안타까운 얼굴을 했지.

"자네는 도통 모험을 모르는구먼. 겁이 나면 저기 뒤에 물러나 기도나 하게. 난 저놈들과 한바탕 결투를 벌일 테니까."

산초는 돈키호테를 말리려 했지만 한발 늦고 말았어. 돈키호테는 산초의 만류에도 아랑곳하지 않고 로시나테를 타고 맹렬하게 달려갔지.

"거인들아! 정의의 기사 돈키호테가 나가신다. 도망치지 말고 내게 맞서라!"

마침 바람이 세차게 불어와 풍차는 힘차게 돌았어.

"여기 너희를 공격하는 기사는 단 한 명, 나 돈키호테뿐이노라. 너희가 아무리 긴 팔을 휘둘러도 소용없다! 나를 당할 수는 없을 것이다!"

돈키호테는 고래고래 소리 지르며 풍차를 향해 맹렬히 달려갔고, 힘차게 돌아가는 풍차의 날개에 창을 꽂았어. 바람을 받아 쌩쌩 돌아가는 풍차 날개에 창은 산산조각 나 버렸지.

그 바람에 로시난테는 놀라서 앞발을 치켜들며 히이이잉, 울부짖었어.

돈키호테와 로시난테는 들판으로 사정없이 나둥그러졌지. 그 모습을 보고 산초는 당나귀를 힘껏 몰아 달려왔어.

"아이고, 이를 어째. 나리, 괜찮으세요? 그러게 제가 뭐라 했습니까. 저건 거인이 아니라 풍차라고 했잖아요!"

"조용하게, 산초! 결투라는 것은 언제나 우여곡절이 많은 걸세. 내 짐작하건데 교활한 마법사 프레스톤이 내 책과 서재를 몽땅 훔쳐 달아나다가 저기 저 풍차로 둔갑한 것이 분명하네. 내게 승리의 영광을 안겨 주기는 싫겠지."

산초는 돈키호테를 일으켜 세워 로시난테의 등에 태웠어. 두 사람은 지나간 모험을 이야기하며 뿌에르토 라뻬세로 향했지. 돈키호테의 말대로라면 라뻬세야말로 사람들이 많이 지나는 곳이라서 수많은 모험이 기다리고 있을 테니까.

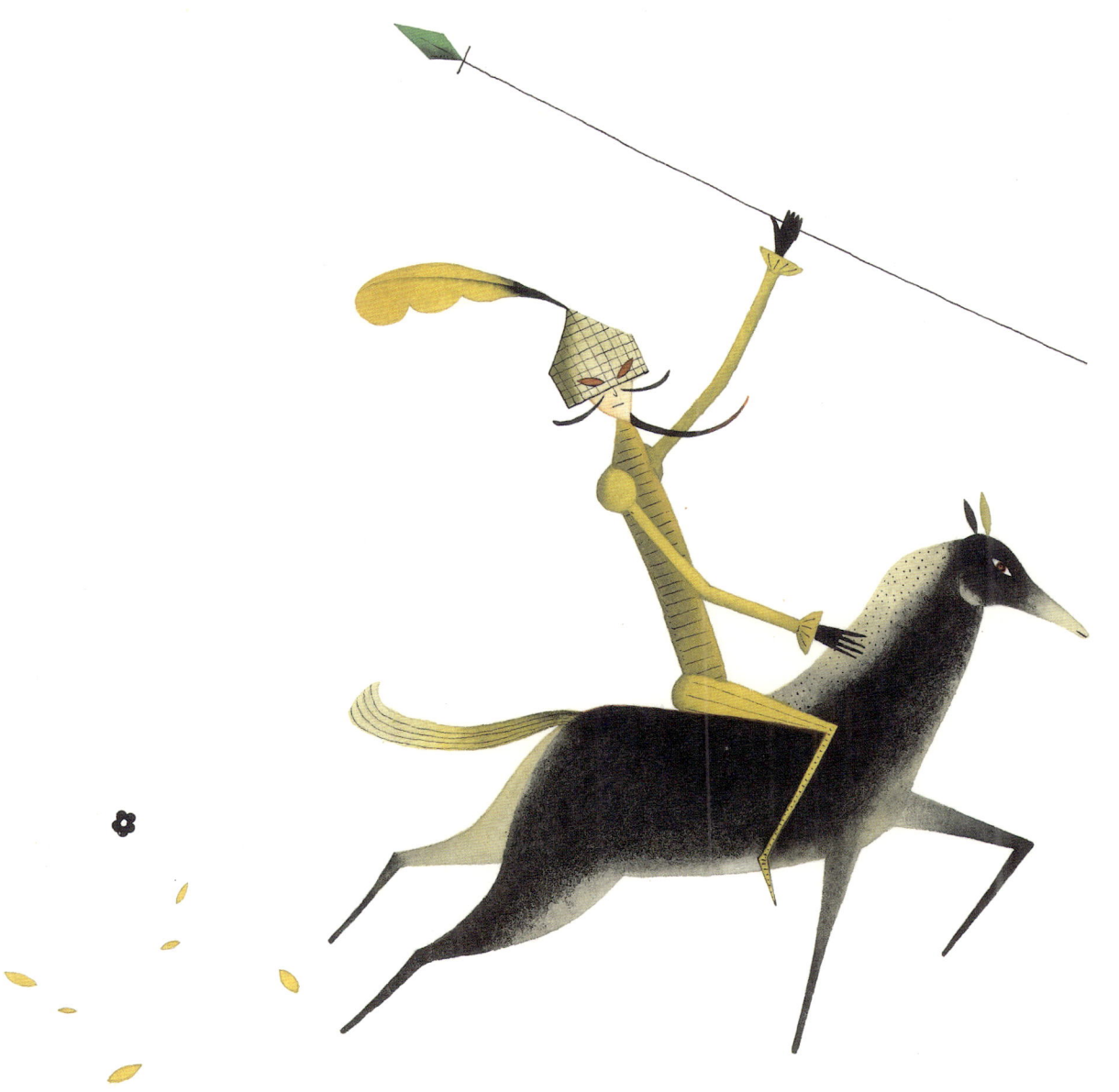

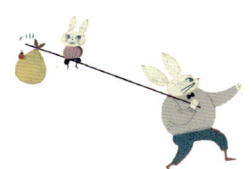

아가야, 돈키호테의 모험이 만만치 않을 것 같지?
그래도 아빠는 재기 넘치는 돈키호테의 모험이 기대돼.
우리 삶에도 때론 이것저것 따지지 않고 무모하게 달려들어야 할 때가 있거든.
대담하게 모험 속으로 뛰어든 돈키호테를 응원해 주고 싶단다.

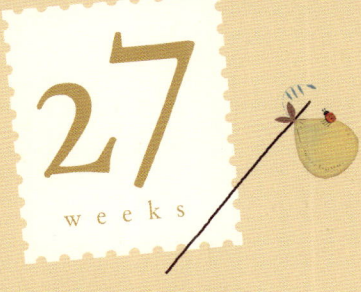

별빛 출렁이는 밤으로의 여행

별을 보고 어느 시인이 그랬어, 하늘의 무늬라고.
하늘의 무늬 별빛은 어떻게 이 세상에 내려올까?
오늘 밤하늘에서 볼 수 있는 별은 몇 백 년 전에 반짝하고 빛났던 별이라던데,
어떻게 이 세상에 내려왔을까?

별이 빛나는 이유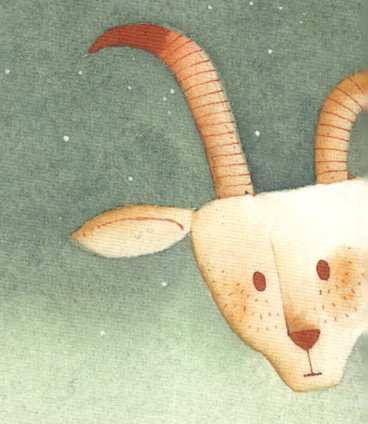

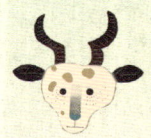

하늘의 왕 은코시에겐 하늘만큼 끝없이 펼쳐진 외양간이 있어서,
헤아릴 수 없이 많은 소들이 있었어.
왕은 날마다 외양간 앞에 앉아 소를 세었는데,
늘어나는 소를 세는 것은 왕의 기쁨이었어.
아침이면 왕은 소 떼들이 산과 들에서 풀을 뜯게 했어.
뉘엿뉘엿 해 질 녘이면 소들을 외양간으로 불러들였지.

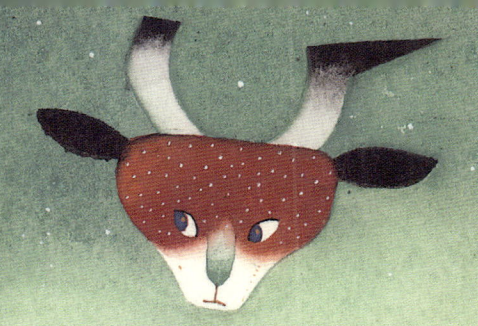
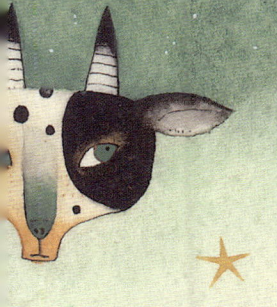

위로 솟은 뿔, 훌렁 뒤로 젖힌 뿔, 굽이굽이 굽은 뿔,
소들이 가지가지 뿔들을 머리에 이고 있었고,
어떤 소들은 불룩 등에 혹을 달고 있었지.
검고 희고 누렇고 얼룩덜룩 점이 박히고, ,

각양각색의 소들이 하늘 왕의 외양간을 채우고 있었어.
외양간 바닥은 헤아릴 수 없이 많은 소 발자국 천지,
밤하늘에 헤아릴 수 없이 반짝이는 별들은,
각양각색 소들이 찍어 놓은 발자국들을 통해
하늘의 빛이 세상에 내려오기 때문이라지.

밤하늘을 가로질러 흐르는 은하수는,
아침저녁으로 외양간을 드나드는 소들이
외양간 어귀에 찍어 놓은 발자국이야.

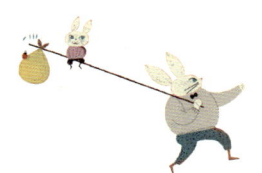

별빛이 출렁출렁 출렁이는 밤,

모든 생명은 어디에서 왔을까 궁금해지네.

어쩌면 우리들의 고향은 저 하늘의 별들일지도 몰라.

우주가 펑 하고 터질 때 별들로부터 태어난 거지.

그리운 고향, 오늘도 아빠는 밤하늘의 별을 보며 그곳으로 떠난다.

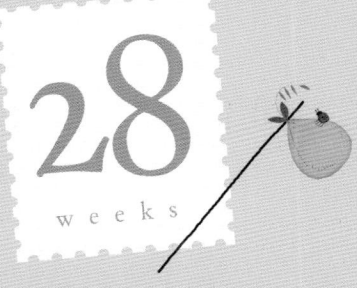

표표히 떠도는 즐거움

목표도 없이 계획도 없이 엄마랑 아빠는 여행길에 올랐어.
너에게로의 여행, 이토록 설레고 떨릴 줄이야.

여행의 기술

—헤르만 헤세

표표히 떠도는 것은 젊은 날의 즐거움
젊은 날과 함께 그 또한 나에게서 사라지고
목표나 의지를 떠올리게 되면
그곳에서 떨어지고

아아, 목표를 향한 눈은
유랑의 재미를 알지 못하고
여행길마다 기다리고 있는
숲과 강과 가지가지 풍광도 볼 수 없다.

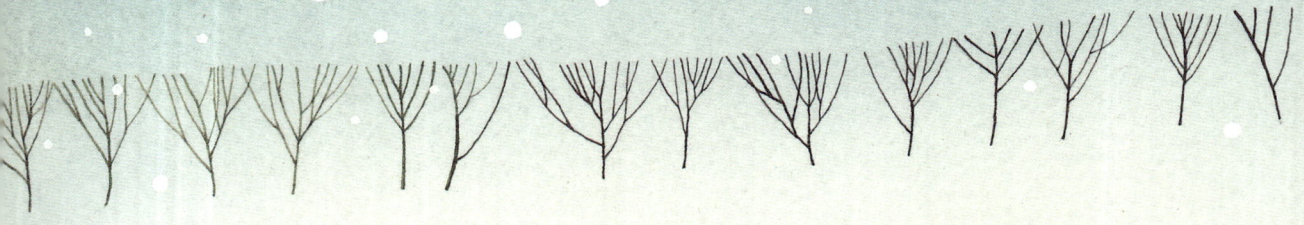

유랑의 비결을 계속 배워야 한다.
순간의 순수한 빛이
동경의 별 앞에서 바래지지 않도록.

여행의 기술은 이것,
세계의 행렬에 몸을 담고
쉴 때조차 그리워하는 먼 곳으로 가는 길목에 있다는 것.

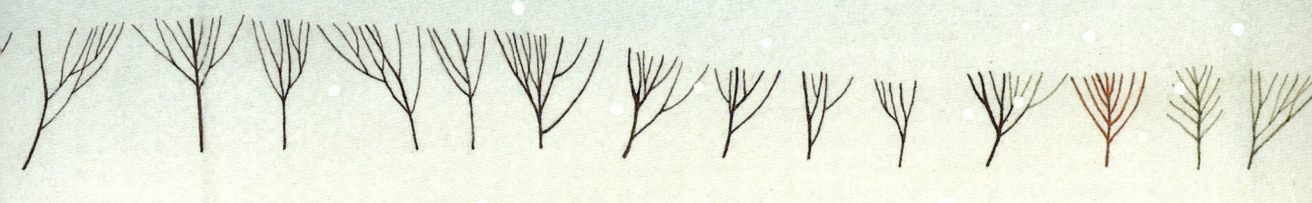

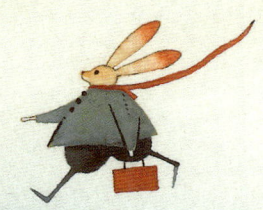

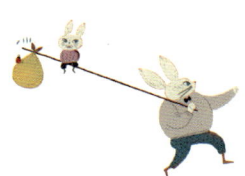

숲 속을 떠돌다 보면 숲에 깃든 생명의 비밀과 마주하게 될 때가 있어.
태곳적 비밀 같은 거, 요즘 엄마와 아빠가 너에게서 느끼는 거.
오늘은 슬렁, 슬렁, 어슬렁 엄마 손을 잡고 동네 한 바퀴 돌아 볼까?

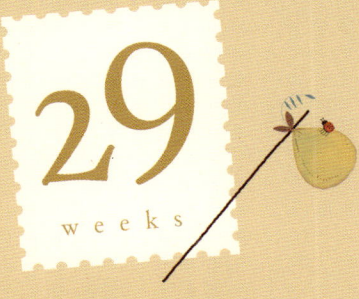

길에서 만나다

길을 떠나야만 비로소 만날 수 있는 벗들이 있어.
너무나도 달라서 어떤 일이 일어날지 모를 여행길에서 서로에게 꼭 필요한 존재가 되지.
우연인 듯 필연처럼 만나서.

네 장사의 모험

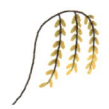

옛날 깊은 산골에 할머니 할아버지 둘이 살았어. 자식 하나 있었으면 해서 "비나이다, 비나이다" 하늘에 백일기도를 드렸지.

하늘이 정성에 감동했는지 할머니 할아버지는 곧 아들을 낳았어. 그런데 일곱 살이 되도록 걷지도 못하고 말도 못하고 똥오줌도 못 가리니 걱정이었지.

어느 날 아이가 없어져 얼마나 놀랐는지 몰라. 그런데 저보다 큰 바위 하나를 어깨에 척 둘러메고 산에서 내려오는 거야. 산이 하나 내려오나 했지 뭐야. 우리 아들이 걸음도 말도 늦되었지만 천하장사로구나, 하며 그날부터 아이를 바위손이라 불렀어.

세월이 흘러 바위손 나이 열여덟이 되었는데, 이웃나라에서 적이 쳐들어와 나라가 위험에 빠졌어. 보고 있을 수 없던 바위손은 늙은 부모와 이별하고 전

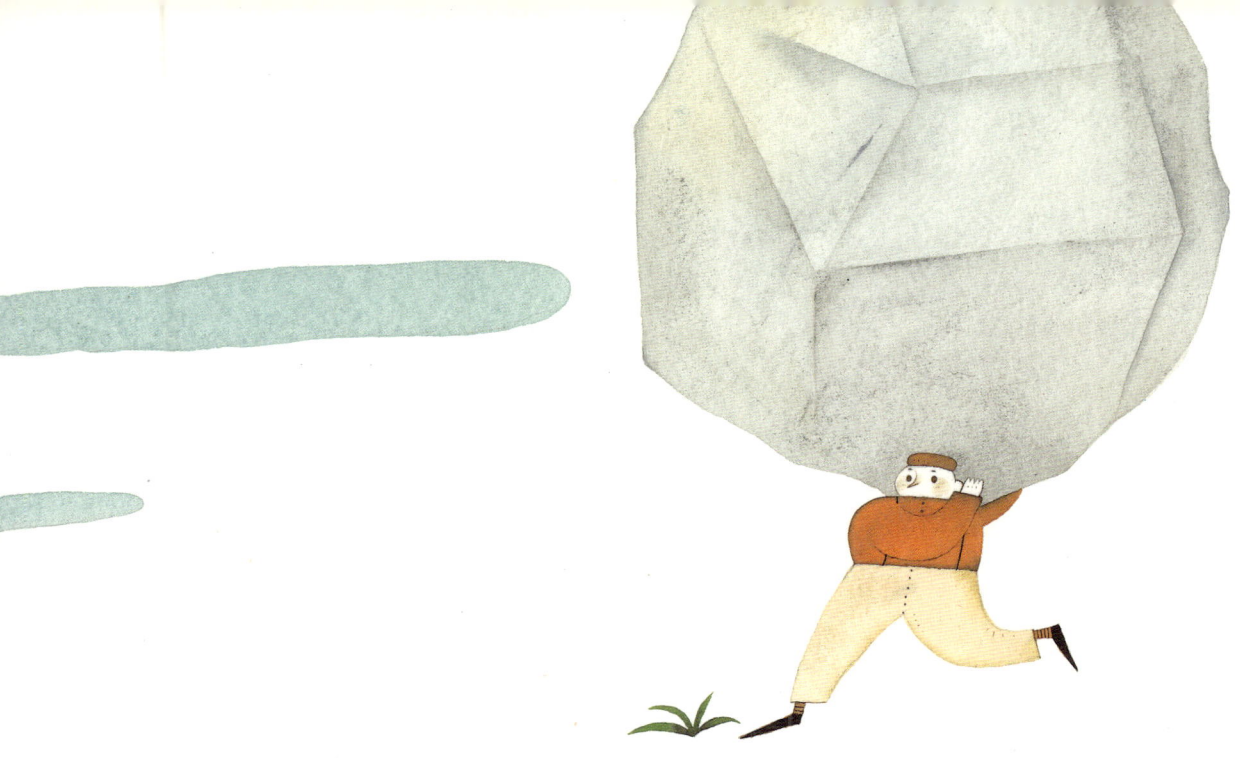

쟁터로 떠났어.

　바위손이 부지런히 걷고 있는데, 저 앞에서 버드나무가 이리 기우뚱, 저리 기우뚱 하는 거야. 다가가서 보니 버드나무 아래 자고 있던 사내의 콧바람에 나무가 기우뚱했던 거야. 바위손이 이름이 뭐냐고 하니 콧바람손이라고 하네. 둘은 의형제를 맺고 전쟁터로 향했지.

　바위손이와 콧바람손이가 부지런히 걸으며 들판을 지나려는데, 땅이 흔들리는 거야. 한 사내가 발을 구르니 땅이 흔들렸던 거야. 이름이 무어냐고 했더니 발구름손이라고 하네. 둘보다 셋이라고 세 장사는 의형제를 맺고 전쟁터로 향했지.

　바위손이와 콧바람손이와 발구름손이가 산을 넘어 마을로 들어서려는데, 세

찬 물줄기가 나무들을 휩쓸고 지나가는 거야. 올려다보니 한 사내가 오줌을 누고 있었던 거야. 이름이 무어냐고 했더니 오줌손이라고 하네. 셋보다는 넷이라고 네 장사는 의형제를 맺고 전쟁터로 향했지.

전쟁터에 이르러 네 장사는 힘을 모았어. 바위를 던져 골짜기를 막고, 오줌을 눠 골짜기를 오줌바다로 만들고, 콧바람으로 오줌바다를 꽁꽁 얼게 하고, 발을 굴려 땅이 쩍 갈라지게 했지. 적들은 다시 쳐들어오지 않겠다고 싹싹 빌었어.

그 뒤로도 네 장사는 여기저기 떠돌며 어려움에 처한 사람들을 도왔어.

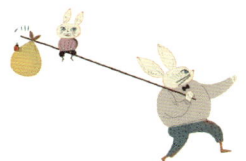

길에서의 특별한 한때를 함께하기에 자신들도 몰랐던,
그러나 함께할 때라야만 쓸 수 있는 특별한 힘이 생길지도 몰라.
이야기에서처럼 때로는 세상을 구할 수 있는 힘이 될 때도 있겠지.

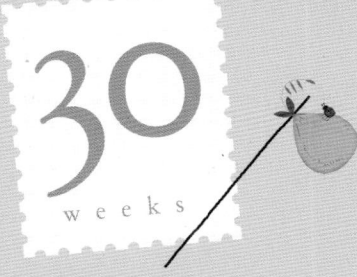

마음의 지도를 따라서

너에게 여권이 생기면 엄마랑 아빠는
세상 곳곳에 너를 데려가고 싶을 거야.
그런데 지금은 여권이 없으니 아빠가 바람을 타고
머나먼 곳으로 널 데려가 줄게.

해의 동쪽 달의 서쪽

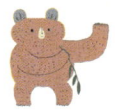

옛날 옛날에 가난한데 자식은 많은 농부의 집에 커다란 흰 곰이 찾아왔어.
"안녕하세요. 막내딸을 나에게 주시겠어요? 그러면 나는 당신을 부자로 만들어 드릴게요."
농부는 막내딸의 생각을 물었는데, 막내딸은 절대 흰 곰을 따라가지 않겠대. 하는 수 없이 농부는 흰 곰에게 일주일 뒤에 다시 오라 했어. 그러고는 일주일 내내 막내딸을 설득했지.
일주일 뒤에 흰 곰이 다시 찾아왔고, 막내딸은 흰 곰의 등에 올라탔어. 흰 곰은 한참을 달려 언덕 위 큰 성에 이르렀지. 막내딸은 흰 곰의 성으로 들어가 음식을 배불리 먹고 침대가 있는 방으로 가서 몸을 뉘었어.
얼마 후 한 남자가 방으로 들어와 곁에 누웠지. 막내딸이 깜짝 놀라자 남자는 말했어. 자신은 마법에 걸려서 낮에는 흰 곰으로 있다가 밤이 되면 사람이 된다고. 밤에만 남편을 만나니 막내딸은 남자의 얼굴도 모른 채 함께 살아야 했어. 날이 갈수록 외로움은 더했지. 보다 못한 흰 곰이 막내딸에게 집에 다녀오라 했어.

"반드시 지켜야 할 것이 있소. 절대로 어머니와 단둘이 이야기를 나누어선 안 되오. 우리에게 불행이 닥칠 거요."

막내딸이 집으로 오자 가족은 기뻐했어. 막내딸 덕분에 가족이 좋은 집에서 부유하게 살고 있었거든. 어머니는 막내딸을 조용히 불러 그동안의 일을 물었어. 막내딸은 약속을 깜빡 잊고 흰 곰이 마법에 걸린 이야기를 들려주었어. 그러자 어머니는 양초를 쥐어 주며 남자가 잠든 사이에 촛불을 켜고 얼굴을 보라고 했어.

성으로 돌아온 막내딸은 그날 밤 잠든 남자의 얼굴에 양초를 비추었어. 생각도 못했는데 남자가 정말 잘생긴 거야. 깜짝 놀라 그만 남자의 셔츠에 촛농을 떨어뜨렸지.

"올해만 무사히 넘기면 마법이 풀리는데…… 어떻게 나와의 약속을 어길 수 있소. 이제 나는 해의 동쪽 달의 서쪽에 있는 성으로 가서 코가 긴 공주와 결혼해야 하오."

혼자 남겨진 막내딸은 날마다 울었어. 울다 지쳐 더는 눈물이 나오지 않게 되자 막내딸은 흰 곰을 찾아가기로 마음먹었어. 어디서 그런 용기가 났는지, 홀로 숲속을 걸어도 무섭지가 않은 거야.

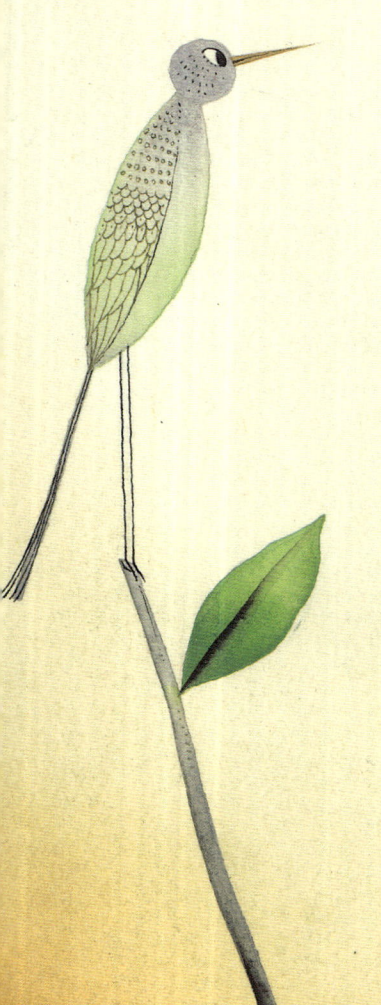

　한참을 걸어가다 황금 사과를 가지고 노는 마귀할멈을 만났지.
　"해의 동쪽 달의 서쪽이 어딘지 아세요?"
　"알긴 아는데 자세히 가르쳐 줄 수는 없어. 말을 빌려줄 테니 내 친구에게 가서 물어볼래?"
　마귀할멈은 막내딸의 손에 황금 사과를 쥐어 주었어. 말을 타고 한참을 가자 마귀할멈의 친구 마귀할멈이 보였어. 황금 빗으로 머리를 빗고 있었지.
　"해의 동쪽 달의 서쪽이 어딘지 아세요?"
　"알긴 아는데 자세히 가르쳐 줄 수는 없어. 말을 빌려줄 테니 내 친구에게 가서 물어볼래?"
　마귀할멈은 막내딸의 손에 황금 빗을 쥐어 주었어. 말을 타고 또 한참을 가자 황금 물레로 실 잣는 마귀할멈이 보였어. 이번에도 마귀할멈은 자세히 가르쳐 줄 수 없다며 말을 빌려주었고, 황금 물레를 선물로 주었어.
　마귀할멈이 일러 준 대로 말을 타고 또 한참을 달리자 동쪽 바람이 나타났어. 막내딸은 동쪽 바람에게 해의 동쪽 달의 서쪽이 어딘지 물었지. 동쪽 바람은 가 본 적이 없다면서 서쪽 바람에게 데려다주네. 서쪽 바람은 또 남쪽 바람에게 데려다주고, 남쪽 바

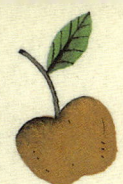
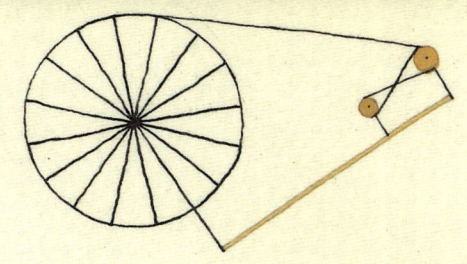

람은 또 북쪽 바람에게 데려다주었어. 다행히도 북쪽 바람은 딱 한 번 가 본 적이 있다면서 해의 동쪽 달의 서쪽에 막내딸을 데려다주었어.

그곳엔 정말 코가 긴 공주가 살았지. 남자를 만나게 해 달라고 청하자 손에 든 황금 사과를 주면 부탁을 들어주겠대. 막내딸은 황금 사과를 주었고, 그날 밤 남자의 방에 들어갈 수 있었어. 하지만 남자는 깊은 잠에 빠져 있어 만날 수 없었지.

다음날 막내딸은 코가 긴 공주에게 황금 빗을 주고 남자의 방에 다시 들어갈 수 있었어. 하지만 이번에도 남자는 깊은 잠에 빠져 있어 막내딸을 볼 수 없었어. 그 다음날 막내딸은 코가 긴 공주에게 황금 물레를 주고 한 번 더 남자의 방에 들어갔어. 다행히도 이번에는 남자가 깨어 있었지.

"내일 나는 코가 긴 공주와 결혼해야 합니다. 만약 당신이 내게 걸린 마법을 풀 수 있다면 우리는 함께할 수 있을 거요."

날이 밝자 결혼식 준비가 시작되었어. 남자는 촛농이 묻은 셔츠를 꺼내 코가 긴 공주에게 빨아 달라고 했지. 결혼식에 입을 거라면서. 그런데 이상하지, 코가 긴 공주가 셔츠를 빨면 빨수록 촛농은 점점 더 커지는 거야. 막내딸이 자기가 빨아 보겠다고 하자 코가 긴 공주는 코웃음을 쳤지. 그런데 막내딸이 셔츠를 물에 담그자 놀라운 일이 일어났어. 셔츠에 묻은 촛농이 깨끗이 사라지고 눈처럼 하얗게 변한 거야. 막내딸은 어리둥절해서 남자를 보았어.

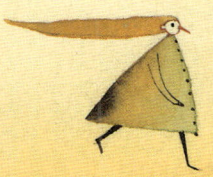

"나를 찾아 먼 길을 걸어온 사람이라면 마법도 풀 수 있을 거라 믿었습니다."

두 사람은 머나먼 길을 다시 걷기 시작했어. 이번엔 혼자가 아니라 함께였지.

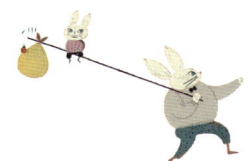

낯선 곳으로 향할 때는 막연한 두려움이 생기지.
그럴 땐 지도를 보며 내가 있는 곳이 어디인지 확인하게 돼.
그런데 아가야, 때로는 자신을 믿고 마음의 지도를 따라
여행하는 것도 중요하지 않을까?
사랑을 찾아 바람에 몸을 맡긴 막내딸처럼 말이야.

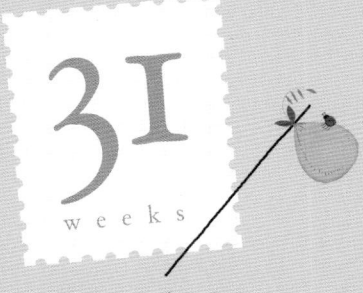

여행에서 일상으로

여행은 돌아오기 위해 떠난다는 말처럼,
새로운 길을 찾아가는 과정만큼 익숙한 곳으로
돌아오는 과정도 중요하겠지.
진짜 여행은, 우리의 인생은, 바로 그 순간 시작될 테니 말이야.

닐스의 모험

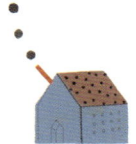

 닐스를 태운 거위는 한참을 날아서 닐스의 마을이 보이는 하늘에 다다랐어. 닐스의 머릿속엔 작은 몸으로 겪었던 모험들이 빠르게 스쳐 지났고, 마침내 집이 보이는 마당에 내려앉자 가슴이 벅차올랐지. 너무나도 익숙했던 공간이 새롭게 보였어. 닐스의 몸이 작아졌기 때문만은 아니야. 위험천만한 모험을 하고 돌아온 닐스에게 집은 평안 그 자체였지.
 마당에서 빨래를 널고 있는 엄마를 보고 하마터면 소리쳐 부를 뻔했어.
 꽥꽥, 거위가 울어대자 엄마는 깜짝 놀라 아빠를 불렀지.
 "여보! 도망쳤던 흰 거위가 돌아왔어요!"
 마당으로 뛰어나온 아빠는 돌아온 거위를 보고 반가웠지만, 이내 얼굴이 어두워졌어.

"우리는 이제 남은 돈이 없어서 널 내다 팔아야 해."

아빠의 말을 듣고 닐스는 방방 뛰며 소리쳤어.

"안 돼요, 아빠! 거위를 팔면 안 돼요!"

닐스는 자기가 마법에 걸려 몸이 작아진 것도 잊고 엄마 아빠를 향해 달려갔어.

"닐스야! 아이고, 네가 돌아왔구나!"

"엄마, 아빠, 내가 보여요?"

닐스는 어리둥절하면서도 엄마 품에 와락 안겼어.

"닐스야, 어디 있다 이제 온 거니. 엄마랑 아빠가 널 얼마나 기다렸는지 알아?"

엄마 품에 안겨서야 닐스는 자신의 몸이 원래대로 돌아온 걸 알아차렸어. 거위를 구하기 위해 나서는 순간 마법이 풀렸던 거야.

닐스는 그동안 있었던 일을 이야기했어. 하지만 엄마 아빠는 닐스의 말을 도통 이해할 수가 없었지.

"몸이 작아졌다고? 거위를 타고 날아다니며 모험을 했다고?"

"네에, 그렇다니까요!"

"도대체 네가 무슨 말을 하는지 하나도 모르겠다. 하지만 네가 의젓해진 것은 분명하구나!"

아빠는 닐스를 부둥켜안고 눈물을 흘렸어.

"닐스야, 다시는 멀리 나가면 안 돼. 알겠니?"

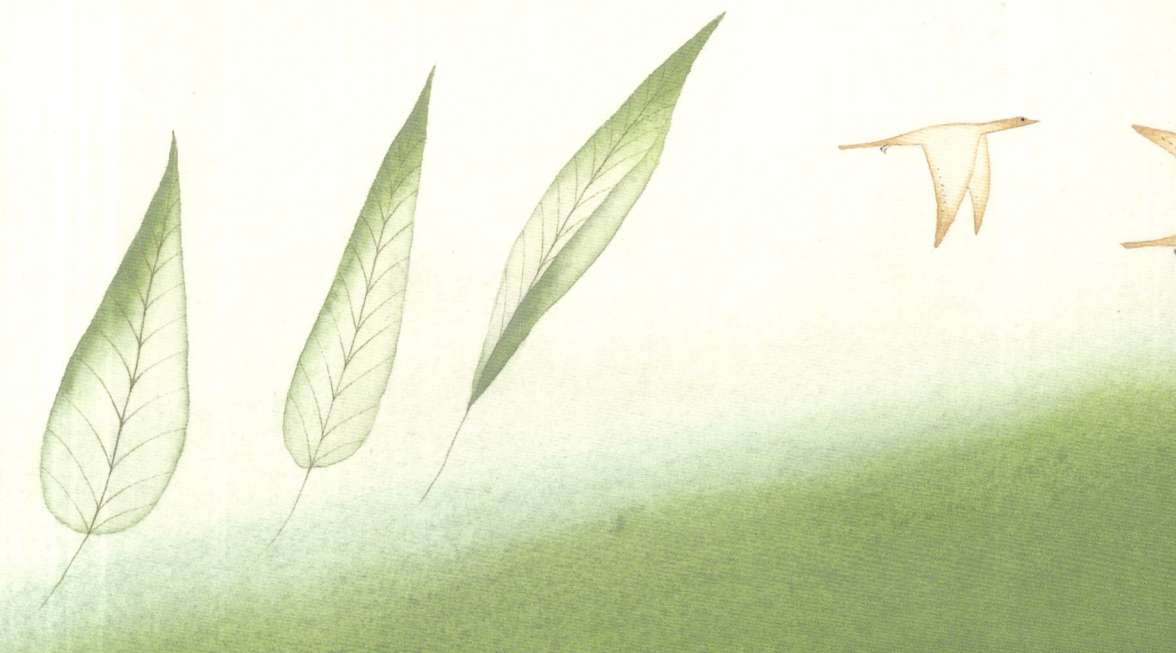

"네, 아빠. 그런데 제 소원을 하나만 들어주세요."

아빠가 소원이 뭐냐고 묻자 닐스는 거위를 팔지 말자고 했어. 함께 긴 모험을 한 친구라고 말이야.

"그래, 알았다. 네가 돌아와서 아빠는 세상을 다 얻은 것 같아. 거위 한 마리 키우는 것은 일도 아니다. 게다가 거위는 네 친구라면서!"

아빠 말에 닐스는 기뻐하며 거위를 꼭 끌어안았어. 거위는 목을 길게 빼고는 요란스레 울어 댔지. 닐스에게는 그 울음소리가 고맙다는 인사로 들렸어.

"나도 고마워, 거위야. 멋진 모험을 할 수 있게 해 줘서 정말 고마워!"

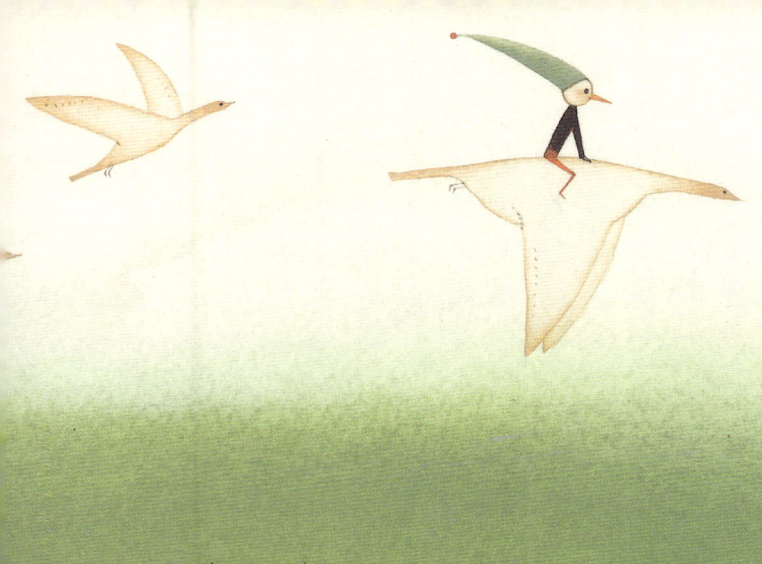
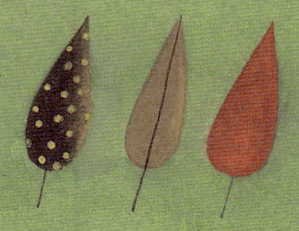
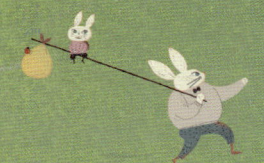

아가야, 너는 엄마 배 속에서 너만의 모험을 즐기고 있겠지?
그 시간이 궁금하면서도 오롯이 너 혼자만의 세상에서 하는,
너 혼자만의 모험이기에 아빠는 그 비밀을 지켜 주고 싶단다.

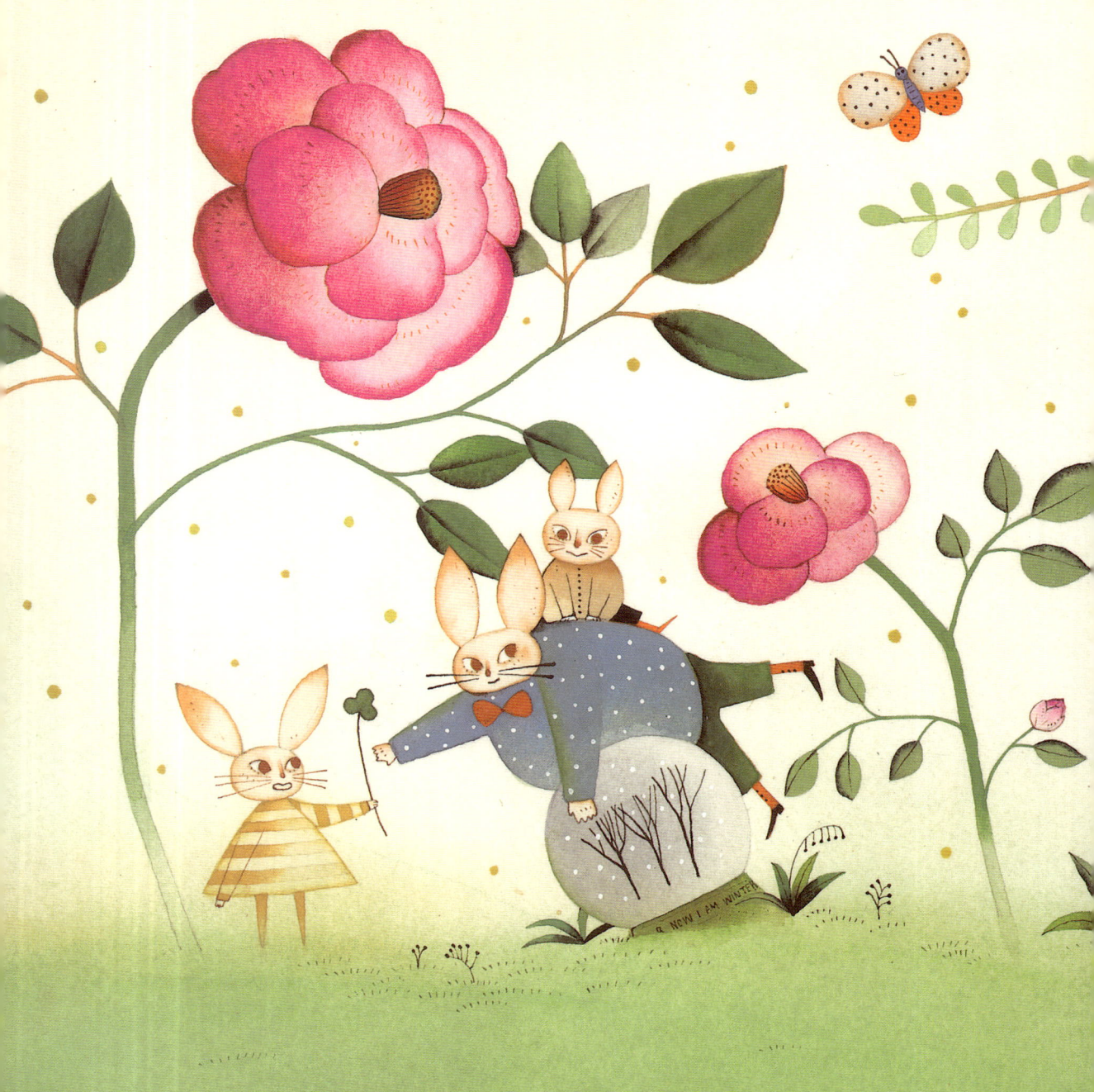

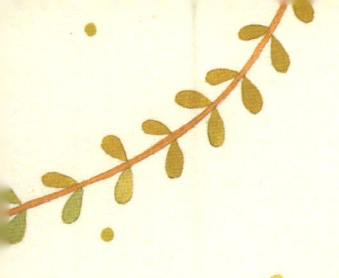

Chapter 4
냄새, 향기 그리고 너와 나누는 이야기

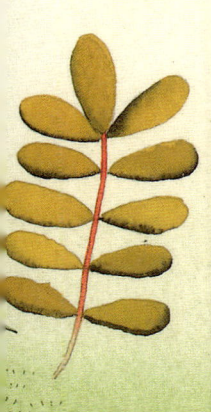

태아의 코는 11~15주 사이에 만들어집니다. 이후 발달을 거듭해 태어나기 전까지 감각이 완성됩니다. 9개월경이면 시각, 청각, 미각, 촉각, 통각 등 신체의 모든 감각이 완성되지요.

아기는 엄마 배 속에서 느꼈던 냄새를 기억합니다. 그렇기 때문에 임신 중에는 좋은 향기와 냄새를 자주 맡는 것만으로도 태교가 됩니다. 임신 중 좋은 향기를 맡으면 임신부의 기분 전환과 안정에 도움이 됩니다. 꽃향기나 맛있는 음식 냄새, 향기로운 차 등 엄마가 좋아하는 냄새를 맡고 기분이 좋아지면 태아도 그런 기분을 느끼기 때문입니다.

요즘은 소이캔들이나 향초의 인기가 높습니다. 하루를 마무리하는 시간, 향이 좋은 초에 불을 붙이고 그 향을 음미하며 태담을 나누는 것도 좋은 태교 방법이지요. 욕조에 에센셜오일 한두 방울을 떨어뜨리고 간단한 목욕을 즐기거나 가벼운 아로마 마사지를 할 수도 있습니다. 하지만 에센셜오일 중 로즈마리, 페퍼민트, 타임, 세이지 등의 오일은 임신 기간 중에는 피해야 합니다. 라벤더, 만다린, 그레이프프루트 등의 오일은 많이 쓰지만 임신 초기 3개월은 피해야 합니다. 그러므로 향기 태교를 할 때는 전문가와 충분히 상담을 한 후 임신부와 태아에게도 안전한 향을 선택하고, 알레르기 테스트를 반드시 거쳐야 합니다.

그밖에 향이 좋은 차를 준비하여 그 향기를 먼저 음미하는 것, 베이킹을 하며 구수한 빵 냄새를 즐기는 것, 맛있는 음식을 먹기 전 냄새에 먼저 몸을 맡기는 것 등이 모두 향기 태교라 할 수 있습니다. 삼림욕을 하며 맑은 공기를 마시거나 공원 산책, 화분 가꾸기 등을 하는 것도 후각을 자극하는 좋은 태교가 됩니다.

추천 후각 태교 향초 만들기, 아로마 요법, 요리와 베이킹, 삼림욕, 화분 가꾸기

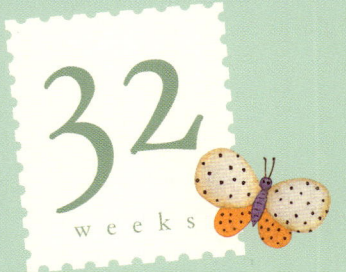

언 땅을 뚫고 올라온 봄은 코끝으로 찾아와

긴긴 겨울이 끝나고 봄이 오고 있다는 것을 어떻게 알 수 있을까?
봄은 코끝으로 찾아와.
기다리던 봄이 왔다는 것을 제일 먼저 킁킁킁,
냄새를 맡아 보고 알 수 있지.

거인의 정원

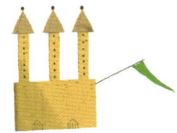

옛날 어느 마을에 거인의 성이 있었어. 정원이 아름다운 성이었지. 거인의 정원에서 마을 아이들은 신이 나서 놀았어.

어느 날 오랜 여행에서 거인이 돌아와, 아이들을 내쫓고 높다랗게 담을 쌓았어. 그날 이후 거인의 정원은 오직 겨울뿐이었어. 북풍이 매섭게 정원을 빙빙 돌고, 하염없이 눈이 내렸어. 봄은 늘 거인의 정원을 비껴갔지.

거인은 덜덜 떨며 봄을 기다렸어. 그러던 어느 날 향긋한 봄 내음이 거인의 코를 스쳤어. 새들이 지저귀는 소리도 들렸지. 봄이 왔나, 기대를 잔뜩 품고 거인은 정원을 내다보았어. 새잎이 돋아나고 꽃이 피고 새들이 노닐고 있었어. 아이들도 신이 나서 뛰어놀고 있었지. 허물어진 담 사이로 아이들이 들어

온 거야.

  그런데 정원 한쪽 구석은 아직 겨울이었어. 작은 꼬마가 나무 아래 서 있었어. 까치발을 해도 나뭇가지에 손이 닿지 않을 만큼 작은 아이였지. 거인은 성큼성큼 걸어가 나무 아래 꼬마에게로 갔어. 거인은 꼬마를 번쩍 안아 나무에 올려 주었지. 그러자 아직 겨울이던 그곳에도 봄이 왔어. 거인은 왜 정원에 봄이 찾아들지 않았는지 그제야 깨달았어.

  거인은 담을 무너뜨렸어. 이제 아이들은 날마다 거인의 정원에 놀러 와 거인이랑 놀았지. 그렇지만 거인은 그때 그 꼬마를 그날 이후 볼 수 없었어. 거인은 꼬마가 몹시 그리웠지.

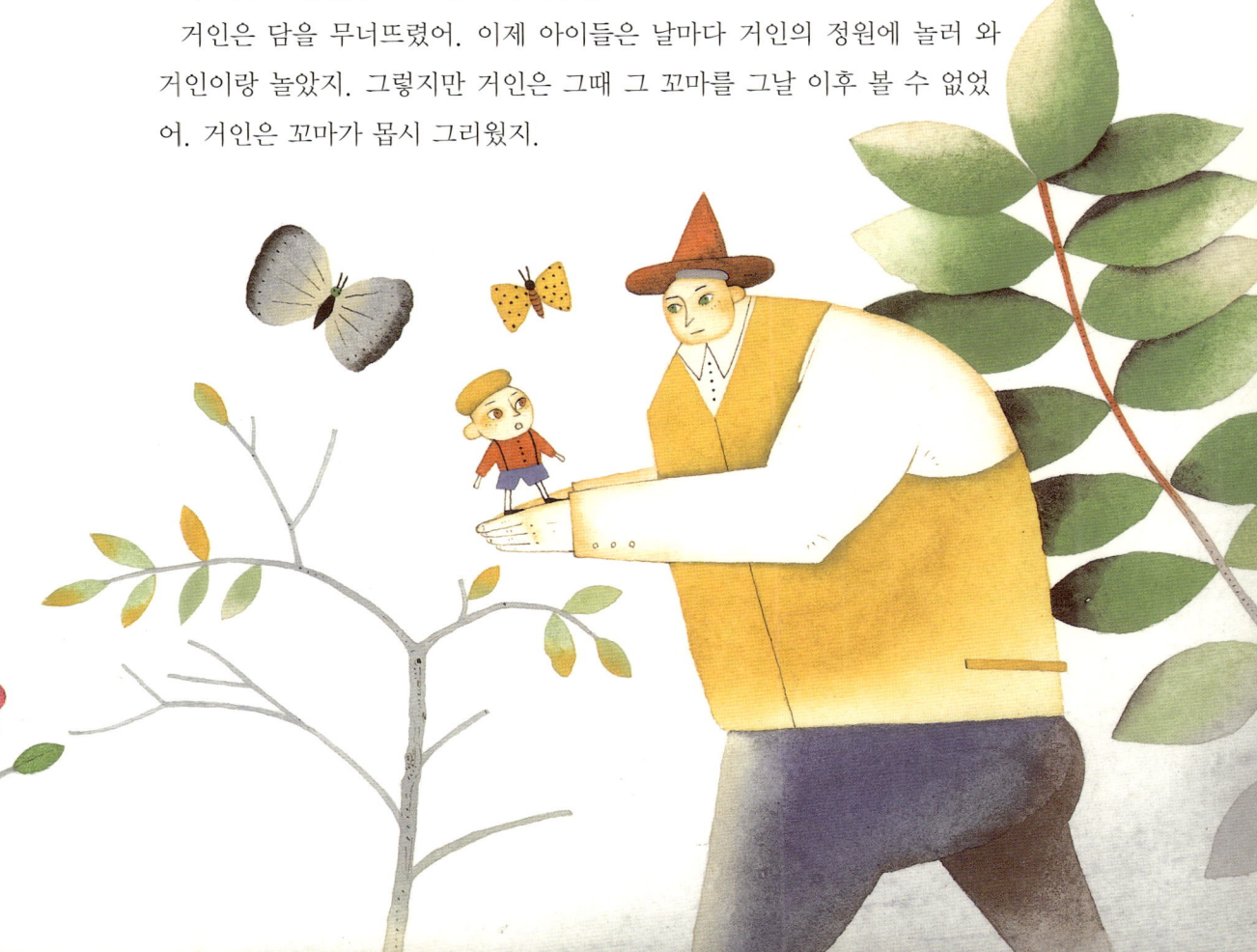

어느덧 세월이 흘러 거인은 늙고 쇠약해져 더 이상 아이들이랑 정원에서 뛰놀 수 없었어. 어느 겨울 아침 늘 그렇듯이 거인은 정원을 보았지. 정원 한쪽 구석, 꼬마가 있던 나무에 꽃이 피어 있었어. 그리고 나무 아래 늘 그리워하던 꼬마가 있었어.

거인은 꼬마에게 달려갔지. 거인이 나무에 꼬마를 올려 주었듯이 꼬마도 자신의 정원, 천국의 정원에 거인을 초대했어. 거인은 미소를 띠며 깊은 잠에 빠져들었어. 하얀 꽃잎이 거인을 덮어 주었지.

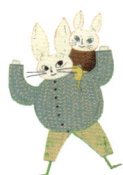

아이들 꽁무니를 따라 봄도 거인의 정원으로 쏟아져 들어왔나 봐.
그러곤 거인의 코끝을 간질여 봄이 왔다는 것을 알렸겠지.
코끝으로 밀려드는 봄 내음에, 누구라도 아찔하게 빨려 들어가지.

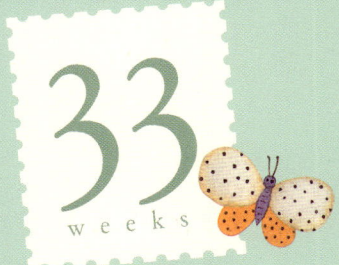

행복을 부르는 냄새

입덧이 지나가자 엄마는 달콤한 냄새를 행복이라 불러.
달콤한 빵 냄새를 흠뻑 맡으며 너에게도 행복이 전해지기를 바라더라.
아빠는 오늘 널 위해 맛있는 빵 이야기를 준비했지.

빵 굽는 아줌마

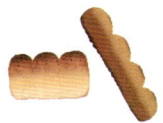

　어느 작은 마을에 맛있게 빵을 만드는 줄리 아줌마가 살았어. 줄리 아줌마는 새벽에 일어나 닭이 새로 낳은 달걀과 염소에게 얻은 신선한 우유로 빵을 만들었지. 줄리 아줌마가 화덕에 반죽을 넣으면 온 마을에 달콤한 냄새가 풍겼어. 그러면 마을 사람들은 침을 꼴깍 삼키며 빵이 다 구워지기를 기다렸지.

　어느 날은 입 안에서 살살 녹는 부드러운 카스테라, 어느 날은 바삭한 껍질 안에 달콤한 빵이 겹겹이 쌓여 있는 크루아상, 어느 날은 버터 냄새가 은은하게 퍼지는 마들렌이 줄리 아줌마의 화덕에서 완성되었어. 마을에 축하할 일이라도 생기면 줄리 아줌마는 폭신폭신한 빵에 새콤한 체리와 달콤한 초콜릿으로 장식한 케이크를 뚝딱 만들어 선물하기도 했지.

마을 사람들은 줄리 아줌마의 빵을 '행복'이라고 했어. 어떤 근심이 있어도 줄리 아줌마의 빵을 먹는 순간 다 잊어버린다고 말이야.

그런데 어느 날, 마을에 우연히 오게 된 요정 나라 왕이 아줌마가 만든 빵을 먹고는 '매일 이 맛있는 빵을 먹을 수 없을까?' 고민하다 줄리 아줌마를 몰래 데려가기로 마음먹었어. 원래 요정 나라 왕이 그리 나쁜 사람은 아닌데, 줄리 아줌마의 빵이 어찌나 맛있던지 머릿속에 오직 빵 생각뿐이었던 거야. 요정 나라 왕은 아줌마가 잠든 밤에 요술 가루를 뿌려서 줄리 아줌마의 침대를 요정 나라로 옮겼어.

"여기가 어디지?"

잠에서 깬 줄리 아줌마는 무척 당황했지.

"여긴 요정 나라입니다. 당신은 이제부터 우리 요정들을 위해 날마다 빵을 만들어야 합니다."

줄리 아줌마는 가슴이 철렁했지만 이럴 때일수록 정신을 차려야 한다고 생각했어. 빠져나갈 방법은 차차 생각하고, 우선은 요정 나라 왕을 안심시키기로 했어.

"좋아요. 맛있는 빵을 매일 만들어 드릴게요."

그러자 요정 나라 왕은 흡족해했어. 날마다 줄리 아줌마의 빵 냄새를 맡을 수 있다 생각하자 마음까지 말랑말랑해지는 듯했지. 요정 나라 왕은 아줌마가 사용할 부엌을 보여 주었어. 그리고 원하는 것은 뭐든 다 들어주겠다고 약속했어.

줄리 아줌마는 요정 나라 왕이 꾸며 준 부엌이 마음에 들었지만 맛있는 빵을 만들기 위해서는 자신에게 익숙한 도구들이 필요했어.

"제가 살던 집에서 프라이팬, 주전자, 물동이, 커다란 그릇, 거품기, 스푼들을 가져다주세요."

요정 나라 왕은 줄리 아줌마의 부탁을 기쁘게 들어주었지. 신하들이 줄리 아줌마의 집에 가서 도구들을 하나씩 들고 왔어.

그런데 어느 요정이 프라이팬을 떨어뜨려 요란한 소리가 나고 말았어. 왕은 버럭 화를 내며 시끄러운 소리는 질색이니 조용히 옮기라고 했어. 그 모습을 본 줄리 아줌마의 머리에 번쩍! 좋은 생각이 떠올랐지.

줄리 아줌마는 그릇에 달걀을 톡 깨어 넣고 밀가루와 우유와 버터를 넣어 거품기로 섞었어. 착착, 착착, 착착, 착착, 요란한 소리가 부엌에 진동했어. 그때마다 요정 나라 왕은 몸을 움찔했지.

"아무래도 안 되겠어요. 이런 달걀과 우유로는 신선한 빵이 나오질 않아요. 제가 살던 집에 가서 닭과 염소를 데려다주세요."

요정 나라 왕은 요정들을 보내서 닭과 염소를 데려왔어. 착착, 음메에, 착착, 꼬끼오오. 줄리 아줌마의 부엌은 염소 우는 소리와 닭 우는 소리로 한층 더 요란해졌지. 그럴 때마다 요정 나라 왕은 몸을 움찔했어.

"아무래도 안 되겠어요. 집에 있는 고양이가 걱정되어 빵에 집중할 수가 없어요."

줄리 아줌마 말에 왕은 요정들을 보내 줄리 아줌마가 키우던 고양이를

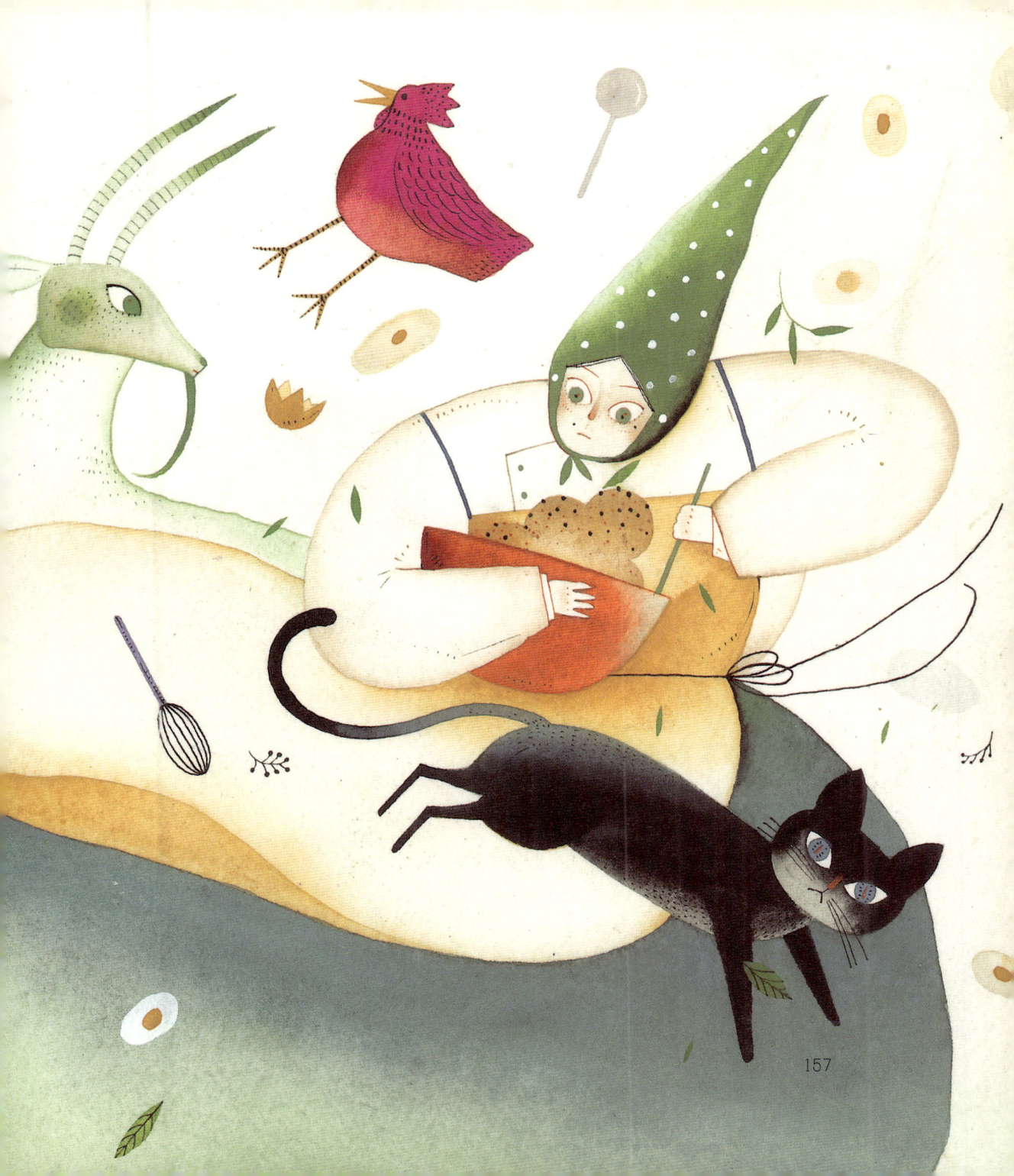

데려왔어.

착착, 음메에, 착착, 꼬끼요오, 착착, 야옹.

줄리 아줌마의 부엌에서는 거품 젓는 소리와 동물들 울음소리가 끊이질 않았어. 요정 나라 왕은 움찔움찔, 온종일 움찔하느라 아무 일도 할 수 없었지.

결국 요정 나라 왕은 귀를 틀어막고 소리 질렀어.

"당장 줄리 아줌마와 동물들을 돌려보내!"

줄리 아줌마가 집으로 돌아오자 마을엔 다시 고소한 빵 냄새가 구름처럼 흘러 다녔어. 줄리 아줌마는 매일 빵을 구워 마을 사람들과 나누어 먹었고, 요정 나라 왕을 위해 요정의 언덕에 빵을 가져다 놓는 것도 잊지 않았어.

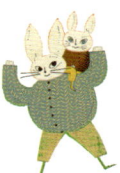

이 이야기를 너에게 들려주는 동안
줄리 아줌마가 만든 빵이 먹고 싶어 아빠는 입에 침이 고였어.
아가야, 너도 지금 침을 꼴깍 삼키고 있니?

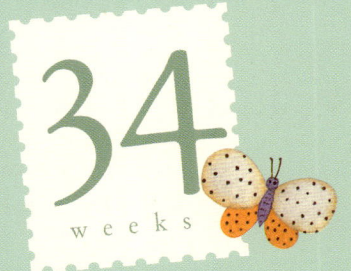

꽃향기, 사랑의 메신저

엄마에게 어떤 꽃을, 어떤 꽃향기를 안겨 주면 좋을까
고민했던 때가 있었어.
떨리고 설레던 아빠 마음을 꽃향기로 전달하고 싶었거든.

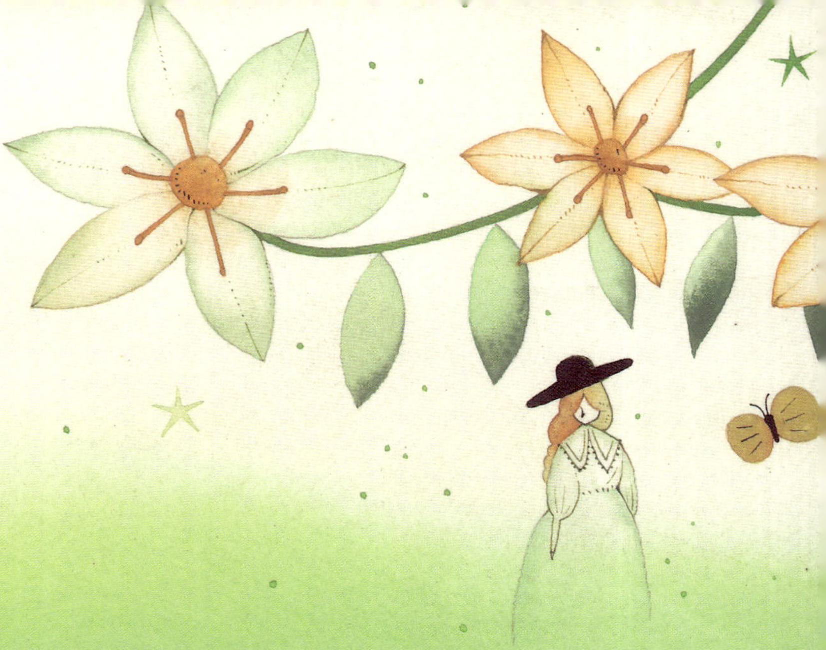

치자꽃 아가씨

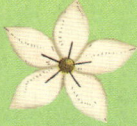

　옛날 영국 어느 마을에 카데니아라는 아가씨가 살았어. 아가씨는 자신의 마음처럼 순수한 하얀색을 좋아했어. 그래서 세상이 온통 하얀색이 되어도 좋겠다고 생각했지.
　아가씨에게는 소원이 하나 있었어. 그녀처럼 하얀색을 좋아하고 하얀색이 상징하는 순수함을 가진 청년을 만나 사랑을 하고 결혼을 하는 것이었지. 순백의 순수하고 순결한 사랑을 꿈꾸었던 거야.
　어느 날 밤이었어. 아가씨가 잠을 청하려는데 누군가 그녀의 방 창문을 똑똑 두드리는 거야. 한밤중에 누구일까, 카데니아 아가씨는 깜짝 놀라 눈을 떴지.

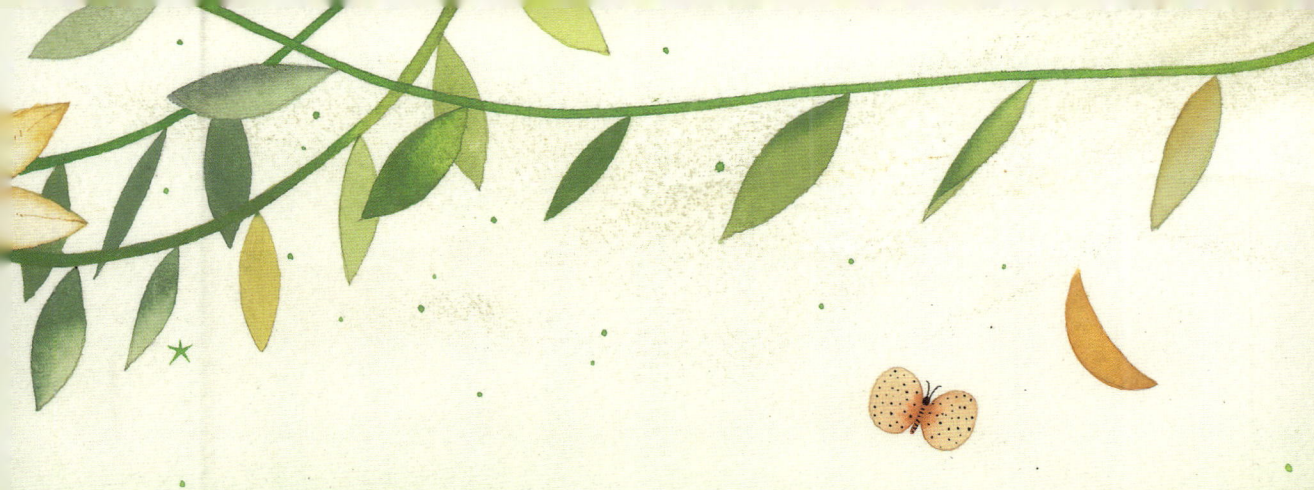

 하얀 꽃을 한아름 안고 천사가 창밖에 서 있었어. 아가씨는 창문을 열고 천사를 맞이했어.
 세상에서 가장 순결한 아가씨를 찾아다니다 카데니아 아가씨에 대해 들었다는 거야. 그러고는 꽃씨 하나를 카데니아에게 주었지. 천사들의 정원에서나 피는 꽃이라면서, 씨앗을 정성껏 키워 싹이 나면 꽃에 입맞춤을 하라고 말했어.
 뜻밖의 선물에 카데니아는 놀랍고 감사했어. 그래서 정성을 다해 씨앗을 키웠지. 아가씨의 정성에 꽃씨는 싹을 틔웠어. 카데니아는 더할 수 없는 정성으로 새싹을 키웠어.
 어느덧 봄이 되었어. 카데니아는 화분에서 자라고 있던 새싹을 정원에 옮겨 심었지. 하루하루 자라던 새싹은 여름이 되자 나무가 되었어. 그러고는 마침내 꽃을 피웠지. 하얗고 단아한 꽃을 말이야. 카데니아는 천사들의 순결한 영혼 같은 하얀 꽃을 마주하고 가슴이 두근거렸어.
 카데니아는 천사가 씨앗을 주며 했던 말을 잊지 않았어. 그래서 하얀 꽃잎에 입맞추었어. 그때였어. 하늘에서 구름을 타고 누군가 내려오는 거야. 씨앗을 준 천사였어. 천사는 말했어.

"정성껏 씨앗을 기른 당신에게 선물을 준비했습니다."

그러더니 천사는 청년으로 변해 카데니아에게 청혼을 했지. 오매불망하던 아가씨의 소원이 이루어지는 순간이었어. 둘은 오래도록 행복하게 살았다나 봐.

카데니아가 키운 꽃을 훗날 사람들은 아가씨의 이름을 따서 치자꽃이라 불렀어.

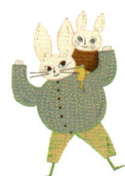

치자꽃 아가씨 이야기를 들려주는 내내
치자꽃 향기가 코끝을 맴돌던데,
우리 아가도 치자꽃 향기에 흠뻑 취했을지 모르겠다.

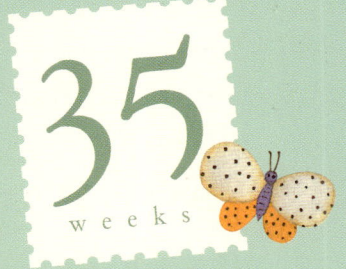

알알이 추억이 밴 냄새

냄새에도 기억이 배어 있고 추억이 배어 있나 봐.
추억이 확 밀려오는 냄새가 있어.
그 냄새를 맡으면 그때 그 시간 속으로 빨려 들어가게 돼. 냄새의 마법이지.

석류

― 정지용

장미꽃처럼 곱게 피어 가는 화로에 숯불,
입춘 때 밤은 마른풀 사르는 냄새가 난다.

한겨울 지난 석류 열매를 쪼개어
홍보석 같은 알을 한 알 두 알 맛보노니,

투명한 옛 생각, 새론 시름의 무지개여,
금붕어처럼 어린 여릿여릿한 느낌이여.

이 열매는 지난해 시월 상달, 우리 둘의
조그마한 이야기가 비롯될 때 익은 것이어니,

작은 아씨야, 가녀린 동무야, 남몰래 깃들인
네 가슴에 졸음 조는 옥토끼가 한 쌍.

옛 못 속에 헤엄치는 흰 고기의 손가락, 손가락,
외롭게 가볍게 스스로 떠는 은실, 은실.

아아 석류알을 알알이 비추어 보며
신라 천년의 푸른 하늘을 꿈꾸노니.

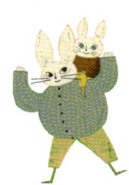

추억이 담긴 냄새를 맡으면 그때의 감각이 깨어나 일렁일렁 마음이 움직여.
감정까지 고스란히 불러와 마치 어제 일처럼 생생하게 떠올리게 되나 봐.
기분이 꿀꿀할 때 왜 짜장면이 생각날까 했는데,
이제 알겠다. 어릴 적 부푼 기대와 행복이 짜장면 냄새에 배어 있어서 그랬던 거야.
때론 냄새가 없는 것에 시간이 쌓여 추억의 냄서가 나기도 하지.

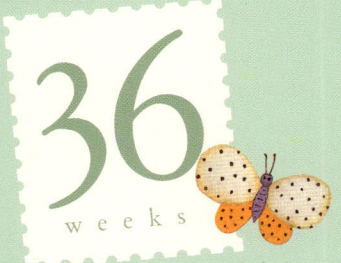

뭉게뭉게 그리운 냄새

엄마의 몸속에서 너는 열 달을 지내고 나오며
어떤 냄새를 기억할까? 어느 때 어느 곳에서도
잊을 수 없는 냄새가 있어. 꿈에서라도 맡을 수 있는 냄새,
태곳적부터 맡아 온 듯 익숙한 냄새. 그런 냄새가 누구에게나 있지.

빨간 모자

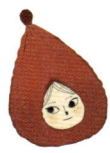

옛날 어느 마을에 명랑한 소녀가 살았어. 마을 사람들은 소녀를 빨간 모자라 불렀어. 누구보다 소녀를 귀여워하는 할머니가 소녀에게 빨간 털실로 모자를 떠 주었는데, 소녀에게 정말 잘 어울렸거든.

어느 날 빨간 모자는 아픈 할머니에게 음식을 드리려고 깊은 숲 속 할머니 집에 가야 했어. 할머니 집에 가는 길에 한눈팔면 안 된다는 엄마의 당부를 뒤로하고 빨간 모자는 집을 나섰어. 숲길을 따라 노래하며 사뿐사뿐 걷고 있는데, 어디서 나왔는지 늑대가 빨간 모자 앞을 막고 섰어.

늑대는 빨간 모자에게 어디 가는 길인지 물었지. 늑대가 하나도 무섭지 않던 빨간 모자는 아픈 할머니에게 가는 길이라며, 할머니 집이 숲 어디에 있는지 알려 주었지. 그러자 늑대는 잠시 눈알을 굴리더니 빨간 모자에게 속삭였어.

"숲에서 실컷 놀다 할머니네 가도 늦지 않는단다."

빨간 모자는 늑대 말처럼 숲에서 좀 놀다 가야겠다고, 엄마의 당부는 까마득히 잊고 옆길로 빠져 한 무더기 꽃이 피어 있는 곳으로 총총히 사려졌지. 늑대는 서둘러 빨간 모자의 할머니 집으로 갔어.

똑똑똑, 빨간 모자보다 먼저 할머니 집에 도착한 늑대는 문을 두드렸어. 누구냐는 할머니 말에 빨간 모자 목소리를 흉내 내어 감쪽같이 할머니를 속였어.

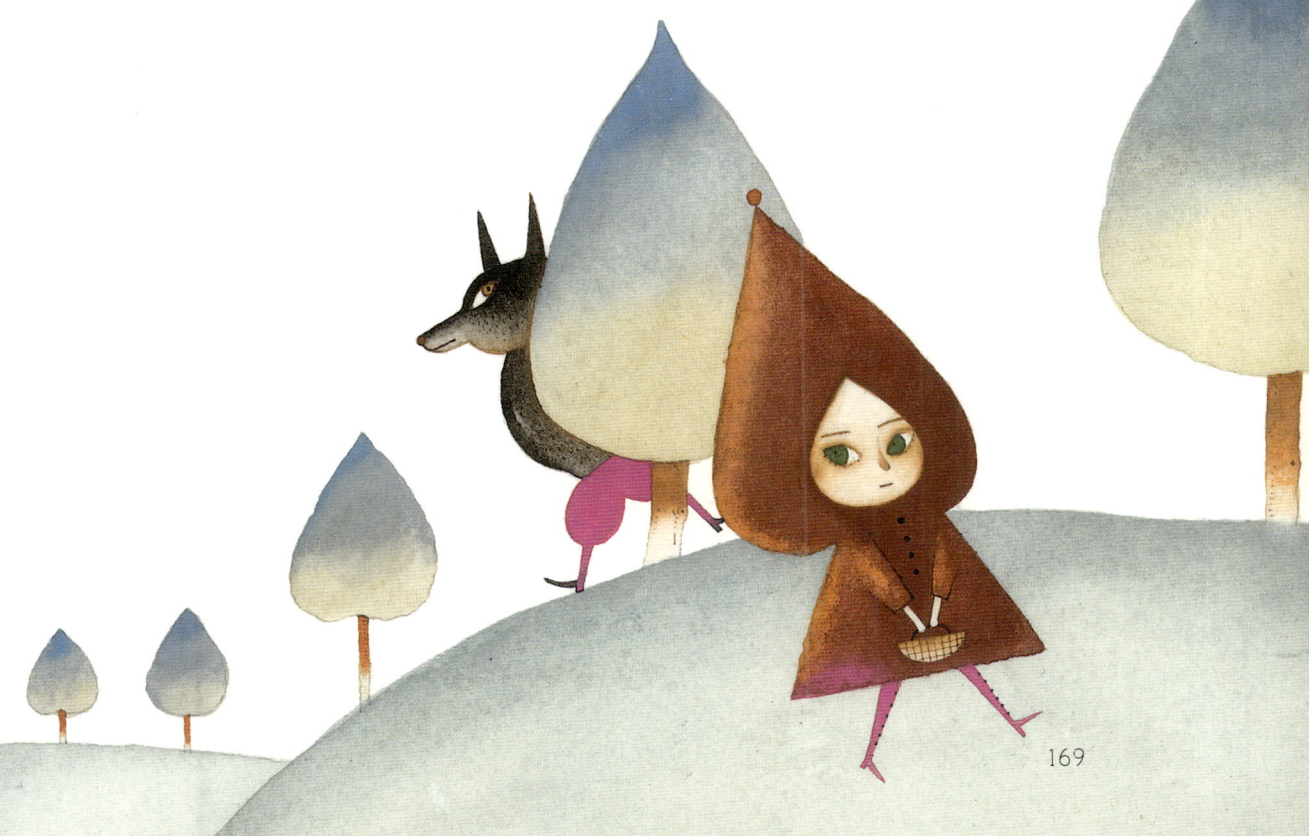

늑대는 문을 벌컥 열고 들어가 할머니를 한 입에 꿀꺽했지. 늑대는 할머니 침대에 누워 이불을 뒤집어쓰고 빨간 모자를 기다렸어.

한참 숲 속을 헤매던 빨간 모자가 마침내 할머니 집에 왔어. 빨간 모자는 똑똑똑, 문을 두드렸어. 늑대는 할머니 목소리를 흉내 내어 감쪽같이 빨간 모자를 속였지. 빨간 모자는 조심스레 문을 열고 들어가 침대에 누워 있는 할머니를 보았어. 그런데 뭔가 좀 이상해 늑대에게 할머니 맞느냐고 물었지.

"뱃살이 좀 쪄서 그렇지, 할머니 맞단다."

가까이에서 들으니까 할머니 목소리가 아니었어. 빨간 모자는 아까 만났던 늑대가 틀림없다고 생각했지. 할머니는 어디 갔을까, 두리번거리는데 늑대가 입을 헤벌리고 빨간 모자에게 다가왔어.

그때 깊고 깊은 늑대 배 속에서 할머니 냄새가 났어. 따듯하고 보드라운 할머니 냄새, 빨간 모자가 놓칠 리 없었지. 빨간 모자는 턱이 빠져라 늑대 입을 벌려 늑대 배 속으로 뛰어들었어.

빨간 모자와 할머니는 얼싸안고 기뻐했지. 빨간 모자는 할머니에게 조금만 참으라고 하곤 늑대 배 속에서 뱅뱅뱅, 원을 그리며 뛰었어. 한꺼번에 너무 많이 먹어 그렇잖아도 속이 좋지 않았는데 안에서 빨간 모자가 뜀박질을 하니 늑대는 견딜 수 없이 괴로웠지. 그래서 배를 움켜잡고 우우우, 하고 울었어. 그 소리는 조금 멀리 떨어져 있던 사냥꾼의 귀에도 들렸어.

사냥꾼은 할머니 집으로 달려와 늑대를 잡아 배를 갈랐어. 울룩불룩 늑대 배를 보고 빨리 손을 써야겠다고 생각했지. 빨간 모자와 할머니는 늑대 배에서

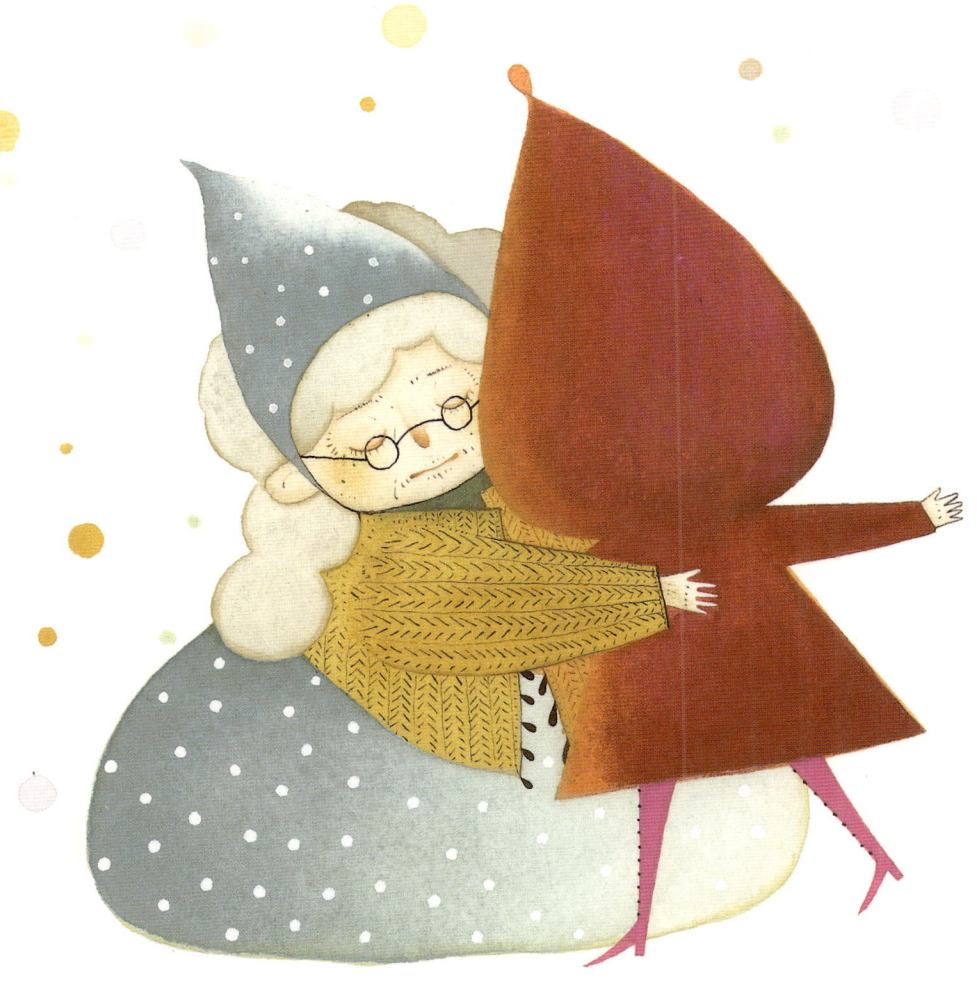

빠져나와 다시 얼싸안고 기뻐했어. 넉넉하고 따듯한 품으로 할머니는 빨간 모자를 꼭 안아 주었지.

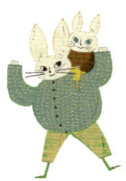

늑대가 아무리 할머니처럼 꾸며도 소녀를 속일 수는 없었을 거야.

소녀는 할머니 냄새를 기억했으니까.

쓰다듬어 주던 손길만큼이나 따듯하고 포근한 할머니 냄새.

어떤 잘못을 해도 보듬고 품어 주던 할머니 냄새. 잊을 수 없는 그리운 냄새지.

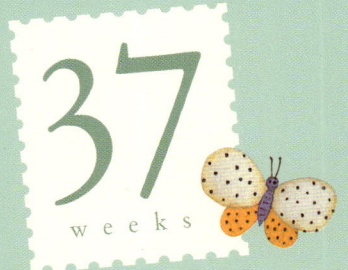

저마다 다른 냄새

세상 모든 것에는 저마다의 냄새가 있어. 흙에도 비에도 햇살에도 냄새가 있지.
꽃들의 냄새가 저마다 다르듯 사람들 냄새도 저마다 달라.
그런데 재미있는 것은 방귀 냄새도 저마다 다르다는 거야.
저마다 다른 냄새들이 뒤엉켜 있는 세상, 우리가 살고 있는 세상은 그런 곳이야.

방귀장수

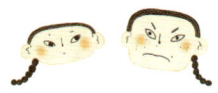

옛날 어느 마을에 형제가 살았어. 욕심쟁이 형은 부모님 재산을 몽땅 차지하고 동생을 내쫓아 버렸어. 동생은 산에서 나무를 해서 어렵사리 하루하루 살았지.

어느 날 동생이 나무를 하러 산에 갔는데, 어디서 달달한 냄새가 나는 거야. 도끼도 던져 놓고 냄새 따라 갔더니 대추가 수북이 쌓여 있었어. 때마침 배도 꼬르륵 하잖아. 동생은 정신없이 대추를 주워 먹었지.

한참 주워 먹고 이제 나무 좀 해야겠다 하는데 뽀옹, 뽀옹 방귀가 터지는 거야. 아니, 그런데 방귀 냄새도 달달하잖아. 집에 가는 길에도 뿌부붕, 쉬지도 않고 방귀를 뀌었어. 단 방귀 냄새에 나비들이 떼를 지어 동생을 따라왔지. 어디 나비뿐이겠어. 마을 아이들도 단 방귀 냄새 따라 동생을 졸졸 따라왔어.

어느 날 원님이 동생을 불렀어. 동생의 단 방귀 소문을 들었던 거야. 원님도 마을 사람처럼 동생의 단 방귀 냄새에 푹 빠져 버렸지. 원님은 동생이 방귀를 뀔 때마다 돈을 주었어. 방귀 한 번 잘 뀌어서 동생은 부자가 되었지.

심보 고약한 형이 동생이 부자 된 것을 보고 가만있을 수 없겠지. 어찌 단 방귀를 뀌느냐고 동생에게 꼬치꼬치 물었어. 대추 먹고 단 방귀 뀌려면 계절이 세 번 바뀌어야 하는데, 성미 급한 형이라 기다릴 수 없었어. 형은 콩을 먹

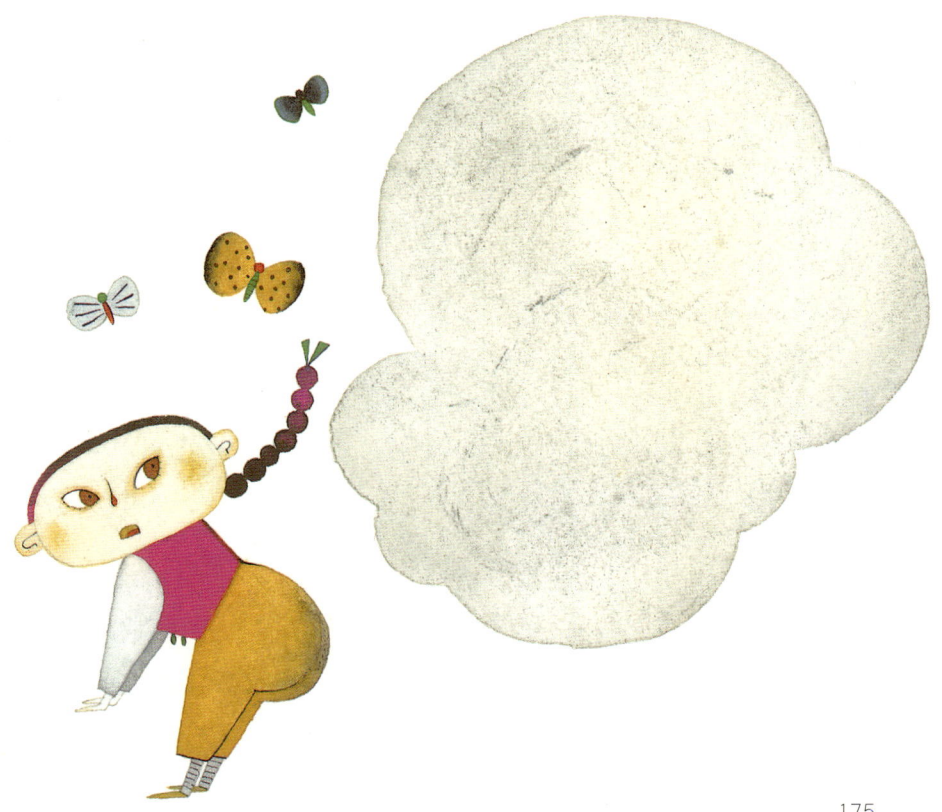

고 구수한 방귀를 뀌어도 좋겠다고 꾀를 내었지. 그래서 가마솥 가득 콩을 삶았어.

 그런데 저놈의 콩이 언제 익을까, 형은 기다릴 수 없어 대접으로 퍼 먹었어. 우르르 콩콩, 배가 요동을 치는데, 형은 부리나케 원님에게로 달려갔어. 그러고는 원님 얼굴에 엉덩이를 들이밀고 뿌르릉, 방귀를 뀌었지. 그러자 구린내와 함께 물찌똥이 쏴, 뿜어져 나왔어. 원님은 아닌 대낮에 똥벼락을 맞았지. 형은 곤장 백대를 맞았고.

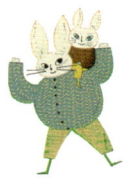

너를 기다리며 이렇게 재미난 이야기를 읽는 엄마 아빠의 방귀 냄새는 어떨까?

아마 세상에서 제일 재미있는 냄새일 거야.

우리 아가도 재미나다고 뽀옹, 엄마 배 속에서 방귀를 뀔까?

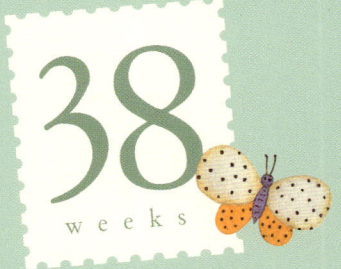

여인의 향기 그리고 엄마 냄새

사람들에게는 자신만의 냄새가 있어.
같은 향수를 뿌려도 각자 다른 냄새를 풍긴다고 해.
오늘은 여자의 스타일을 완성하는 향수에 대한 이야기를 들려줄게.

코코 샤넬과 '샤넬 No.5'

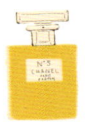

　디자이너 가브리엘 샤넬은 패션이 단순한 옷의 문제가 아니라고 생각했어. 패션은 바람에 깃들어 공기 중에 존재하고, 사람들은 그것을 느끼고 또 들이마신다고 말이야.
　샤넬은 자신의 이름과 의상실이 명성을 얻자 '여성들의 향'에 관심을 기울였지. 의상실과 향수 가게를 겸하는 것이 새로운 생각은 아니었지만 샤넬은 자신만의 방법으로 향수를 만들었고, 전 세계 여성들이 가장 사랑하는 '샤넬 No.5'를 탄생시켰어.
　그때까지만 해도 향수는 자연에서 얻은 몇 가지 향을 섞은 것이 전부였어. 장미, 은방울 꽃, 재스민 등에서 채취한 식물의 향이나 사향노루, 향유고래, 사향고양이에서 채취한 동물의 향처럼 모두 천연의 향이었지. 그런데 샤넬은 시작부터 달랐어.

　샤넬은 휴가 중이던 그라스에서 조향사 에르네스트 보를 만났어. 당시 에르네스트 보는 향수 재료로 알데히드를 연구하고 있었거든. 알데히드는 자극적인 냄새가 나지만 휘발성이어서 돈이 많이 들었지. 그런 단점이 있는데 샤넬은 해결 방법을 함께 찾고 연구해 보자고 제안했어. 에르네스트 보는 여러 종류의 혼합 향료를 만들었고, 샤넬은 그의 연구를 전적으로 신뢰하고 지원했지.

　이듬해, 에르네스트 보는 1번부터 5번까지 번호를 붙인 것과 20번에서 24번까지 번호를 매긴 두 종류의 향수 견본을 만들어 샤넬에게 건넸어. 에르네스트 보가 북극에서 지내며 경험한 감미로운 느낌을 향수에 담았다고 했지. 깊은 밤 호수에 비친 달과 청량한 공기 같은 향.

　샤넬은 꽃을 꺾은 손에서 냄새만 맡아도 그 꽃이 무엇인지 알 수 있다고 평소 주장했던 것처럼, 향에 대한 자신의 감각을 믿었어. 그리고 에르네스트 보가 만든 향수는 조향사의 기억 속에 깊이 내재된 향을 재현한 것이라고 확신했어. 샤넬은 22번 향수를 몇 달 후 판매하기로 결정했고, 그 전에 신작 발표회에서 5번 향수를 먼저 선보이고 싶어 했지.

　샤넬은 자신이 처음 선보이게 될 향수가 기존의 향수들과 구별되기를 바랐어. 그러기 위해서는 이름부터 달라야 했지. 당시 유행하던 향수들은 4월의 미소라는 뜻을 지닌 '수리르 다브릴', 봄의 욕망이라는 뜻을 지닌 '데지르 프랭시에', 저녁의 도취라는 의미를 지닌 '이브레스 되스아르'처럼 로맨틱한 이름이 전부였어.

　단순함과 정확함을 좋아하던 샤넬은 No.5라는 이름을 선택했고, 그 앞에 자신의 이름을 붙여서 사람들에게 신뢰를 주고자 했지.

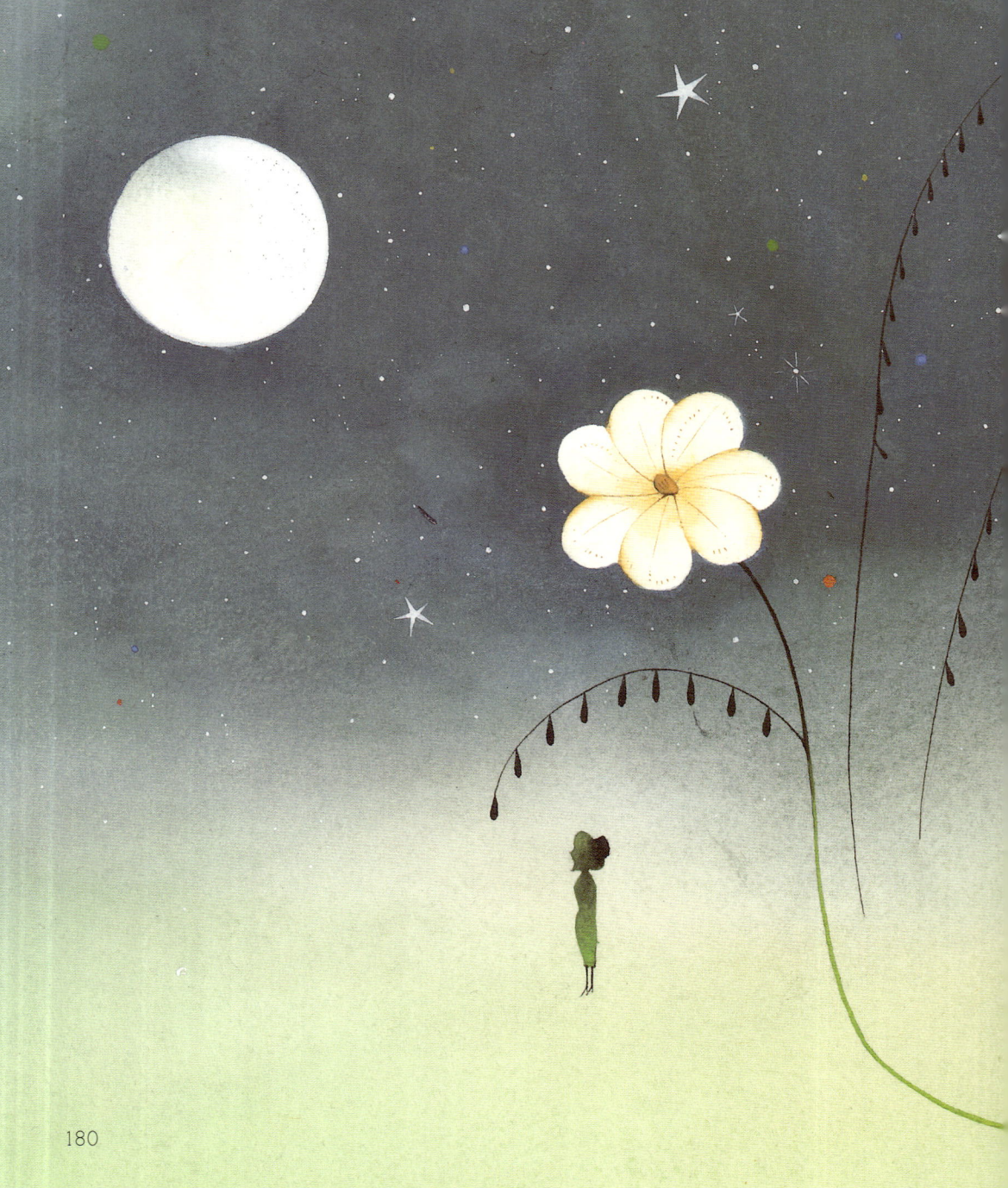

향수를 담는 병을 만드는 데도 샤넬의 패션 철학이 반영되었어. 당시에는 향수 병의 윗면을 날아오르는 무희나 큐피트로 장식하는 경우가 많았고, 내벽을 조각해서 다양한 모양을 만들었어. 그래서 향수병을 수집하는 사람들도 많았지. 하지만 샤넬은 평행육면체의 단순한 유리병을 선택했고, 그 안에 담긴 금빛 액체를 돋보이게 했어. 화려한 향수병이나 로맨틱한 이름 때문에 향수를 사지 말고 향기를 선택하라는 의도를 담고 싶었던 거야. 단순한 이름과 향수병에 대해 많은 사람들이 우려를 드러냈지만 샤넬은 주저하지 않았고 비로소 그 뜻을 이루었지.

1921년 5월 5일 세상에 나온 샤넬 No.5는 기존의 향수와는 전혀 다른 깊고 강한 향으로 여성들의 사랑을 받았고, 지금까지도 오직 그 향기만으로 수많은 여성들의 선택을 받고 있어.

기존 질서를 깨뜨리는 데 두려움이 없었던 샤넬이 아니었더라면 여성들이 선택할 수 있는, 또 하나의 향기는 이 세상에 존재하지 않았겠지.

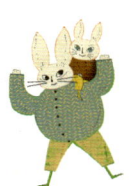

여자들에게는 짙은 향수를 뿌려도 감출 수 없는 '향'이 있어.
코로 맡을 수 있는 냄새가 아니라서 특별한 사람들만 알 수 있지.
아빠는 요즘 엄마의 향이 바뀌고 있다는 걸 느껴.
그윽한 향기를 내뿜던 한 여인에게 이제 엄마 냄새가 스미고 있다는 것을.

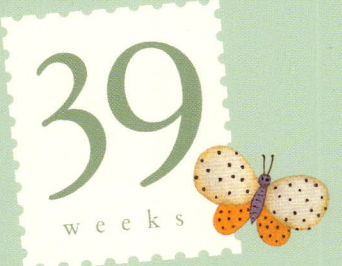

달콤한 우정의 향

아가야, 세상의 맛있는 냄새 중에 오늘은 달콤한 우정의 향기를 맡아 볼까?
어떻게 우정에서 냄새가 나느냐고?
궁금하다면 아빠의 이야기에 귀를 기울여 보렴.

배나무와 벌의 선물

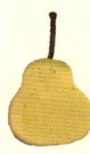

어느 부잣집 정원에 배나무 한 그루가 있었어. 배나무는 봄이 되면 은은한 향기 풍기는 꽃을 피우고, 여름이 되면 달콤한 냄새가 물씬 나는 큼직한 배를 주렁주렁 맺었지.
그런데 이제 배나무는 나이가 너무 들어서 꽃도 피우지 못하고 열매도 맺지 못했어. 지켜보다 못한 집 주인은 도끼를 들고 나왔지.

"열매도 맺지 못하는 배나무는 이제 쓸모없어!"

"주인님, 살려 주세요! 저는 이 자리에서 일생을 보냈어요. 지금은 비록 꽃도 피우지 못하고 열매도 맺지 못하지만 평생 주인님께 제 열매를 다 드렸잖아요. 그러니 이 자리에서 제 생명을 다하고 나면 그때 저를 베어 주세요."

"그래, 맞아. 그동안 너는 맛있는 배를 실컷 먹게 해 주었지. 그러니 이제는 내게 땔감을 주면 되겠네!"

쿵, 쿵, 주인은 도끼로 배나무 밑동을 내리찍었어.

그때 갑자기 붕붕거리는 소리가 들렸어. 주인이 도끼질을 멈추고 고개를 들어 보니 사방에서 벌이 날아오고 있었지.

"도끼질을 멈춰요!"

벌들은 윙윙 날아다니며 주인에게 말했어.

"이 나무는 우리에게 쉼터를 만들어 주었어요. 당신이 이 나무를 베지 않는다면 우리가 앞으로 배처럼 달콤한 꿀을 만들어 줄게요."

꿀이라는 말에 주인은 눈이 휘둥그레졌어.

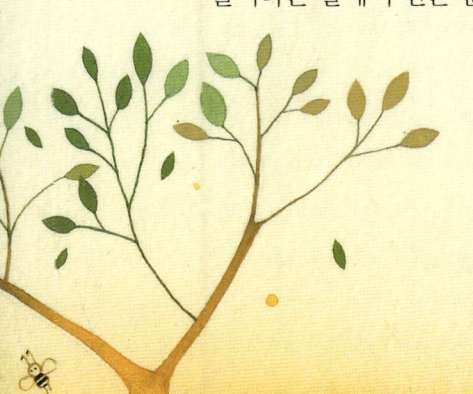
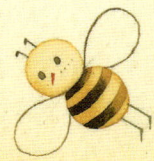

"나도 이 나무를 베는 것이 마음 아팠는데, 잘됐네. 너희에겐 집이 생기고 나에게는 꿀이 생긴다니 말이야."

주인은 그렇게 말하고 방실방실 웃으며 집으로 돌아갔어.

"벌들아, 고마워! 너희 덕분에 나는 이 자리에서 내 생명을 다할 수 있게 되었어!"

"고맙긴, 우린 그동안 너에게 받은 혜택을 돌려주고 싶었던 것뿐이야."

벌들은 배나무에 집을 지었어. 벌들이 매일 만들어 내는 꿀 덕분에 배나무는 다시 달콤한 냄새를 풍기기 시작했어.

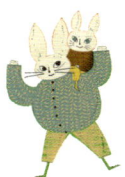

꽃이 피지 않는 배나무에서 다시 달콤한 향기가 피어날 수 있었던 것은

배나무와 벌들의 우정 덕분이지.

사람이 향기를 풍길 수 있다면,

사람과 사람 사이에서 사랑과 우정이 피어날 때가 아닐까?

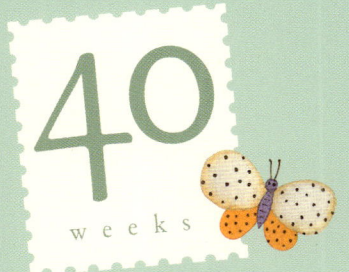

삶의 향기

네가 세상에 나올 때가 되자 엄마와 아빠는 너에게 줄 것들을 마련하기 바빴지.
네가 세상에서 처음 갖게 될 너만의 것들이라 생각하자 자꾸만 욕심이 커졌어.
그러다 문득 이 이야기가 생각났단다.

포도밭에 숨긴 보물

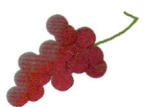

보랏빛 포도송이가 탱글탱글 맺힌 포도를 보고 농부는 흐뭇하게 웃었어. 포도밭에서 해가 뜰 때부터 해가 질 때까지 일생을 일해 왔기에 이 순간만큼은 인생이 준 달콤한 선물 같았지.

하지만 농부에게는 커다란 걱정이 하나 있었어. 아들이 셋 있는데, 셋이 한결같이 게으른 거야. 세 아들은 아버지가 포도밭에서 일을 하든 말든, 점심때가 되어야 일어났고 온종일 빈둥빈둥 놀기만 했어.

"이제 나도 곧 이 세상을 떠날 때가 되었는데, 내가 가고 나면 아이들은 어찌 살까. 또 포도밭은 어찌 될까."

걱정하던 농부는 아들 셋을 불러 모았어.

"아들들아, 난 이제 저세상으로 갈 날이 머지않았다. 내가 너희를 위해 마지막 선물을 준비했단다."

"그게 뭐예요?"

세 아들은 '선물'이라는 말에 귀가 쫑긋했지.

"그게 뭔지 그냥 가르쳐 주면 재미없을 것 같아서 포도밭에 선물을 묻어 놓았다. 내가 저세상으로 가면 너희가 땅을 파서 선물을 찾아보아라."

아버지는 그 말을 하고 근심을 내려놓았는지, 얼마 후 세상을 떠나고 말았어. 세 아들은 모여 앉아 아버지의 선물에 대해 이야기했지.

"이제 우리는 포도밭의 보물을 찾아야지!"

"당장 시작하자!"

세 아들은 곡괭이를 들고 밭으로 나갔어. 어디에 묻혀 있는지 모르니 날마다 나가서 밭을 갈았지. 그런데도 보물은 쉽게 나타나지 않았어.

"도대체 보물은 어디 있는 거야!"

"아버지가 거짓말을 하신 거 아닐까?"

"그럴 리 없어. 농부는 정직해야 한다고 평생 믿고 사셨던 분이야."

세 아들은 다시 또 밭을 갈았지. 그 사이 겨울이 지나가고, 다시 봄이 찾아왔어. 포도밭엔 푸릇푸릇 새싹이 돋아나기 시작했지. 세 아들은 보물찾기를 다시 시작했어. 잡초를 뽑으며 열심히 포도밭을 파 보았지.

하지만 여름이 다 되어 포도송이가 나무마다 주렁주렁 열려도 땅 속에서 보물을 찾지 못했어. 세 아들이 보물찾기를 그만 포기할 즈음, 마을 사람들이 세 아들의 포도밭으로 몰려왔어.

"달콤새콤한 포도 냄새가 진동해서 참을 수가 없네. 포도 좀 팔게나."

세 아들은 삼 일 만에 수확한 포도를 모두 팔고, 자신들이 맛볼 포도만 겨우 남길 수 있었지.
"아버지가 남겨 주신 보물은 바로 이거야!"
똑같은 생각이 세 아들의 머리에 스쳤어.
"그래, 아버지 덕에 나는 땀 흘리는 즐거움을 알았어."
"땀 흘리고 먹은 포도는 최고로 달콤했어."
"지금 이곳을 진동하는 포도 냄새가 얼마나 행복한지 말로 다 할 수가 없어!"
세 아들은 아버지가 남겨 주신 보물을 평생 소중히 하자고 다짐했어.
바람이 솔솔 포도밭 사이로 들어오면 은은하게 퍼져 나가는 상큼한 포도 향기가 세 아들뿐 아니라 온 마을 사람들을 행복하게 해 주었지.

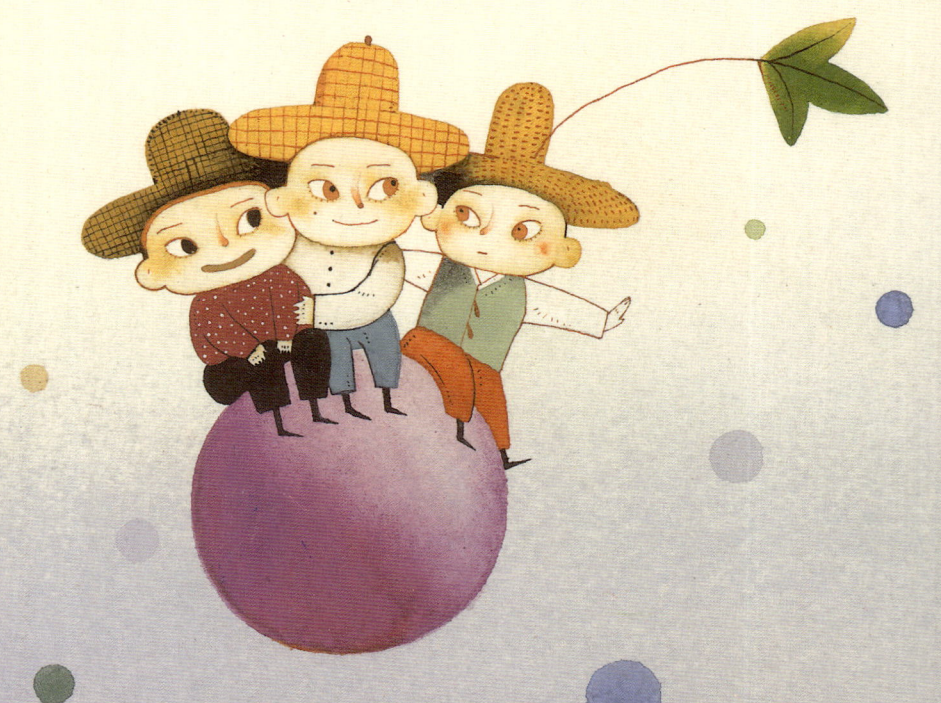

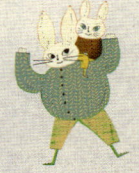

세상에 나오면 부모의 보살핌을 받고 여러 사람의 도움을 받으며 성장하지만
사람은 결국 자신의 몸으로 자신의 생을 살게 된단다.
아빠는 이 이야기에 나오는 아버지처럼 네가 스스로 일군 삶을 통해
은은한 삶의 향기를 맡아 볼 수 있는 기회를, 너에게 선물하고 싶어.

글의 출처

Chapter1. 빛, 그림 그리고 너와 나누는 이야기
5주 운명처럼 찾아온, 사랑 : 장 드 라퐁텐의 〈운명적인 만남〉
7주 삶이 텅 비어 있을지라도 : 빈센트 반 고흐의 〈편지〉
8주 날마다 크리스마스처럼 : 찰스 디킨스의 〈크리스마스 캐롤〉
9주 엄마와 아빠 사이에 : 방정환의 시 〈눈 오는 새벽〉
10주 간절하게, 우주를 진동하도록 : C. 콜로디의 〈피노키오의 모험〉
11주 대나무를 닮아, 올곧게! : 백거이의 〈양죽기〉

Chapter2. 소리, 음악 그리고 너와 나누는 이야기
14주. 이 겨울, 소리를 품고 고요하게 : 한스 크리스티안 안데르센의 〈눈의 여왕〉
17주. 음악이 주는 행복 : 그림 형제의 〈브레멘 음악대〉
19주. 들려온다, 수줍게 사뿐히 내려앉아도 : 로버트 프로스트의 시 〈눈 오는 저녁 숲가에 멈춰 서서〉
22주. 사랑한다면 노래를 : 루트비히 렐슈타프의 〈세레나데〉

Chapter3. 공간, 여행 그리고 너와 나누는 이야기
23주. 여행처럼 특별한 일상 : 진 웹스터의 〈키다리 아저씨〉
24주. 모험을 떠날 거야 : 마크 트웨인의 〈톰 소여의 모험〉
25주. 길을 나서야 할 때 : 콘스탄틴 카바피의 〈이타카〉
26주. 때론 무모하게 : 미겔 데 세르반테스의 〈돈키호테〉
28주. 표표히 떠도는 즐거움 : 헤르만 헤세의 〈여행의 기술〉
31주. 여행에서 일상으로 : 셀마 라게를뢰프의 〈닐스의 모험〉

Chapter4. 냄새, 향기 그리고 너와 나누는 이야기
32주. 언 땅을 뚫고 올라온 봄은 코끝으로 찾아와 : 오스카 와일드의 〈거인의 정원〉
35주. 알알이 추억이 밴 냄새 : 정지용의 시 〈석류〉
36주. 뭉게뭉게 그리운 냄새 : 그림 형제의 〈빨간 모자〉

나머지 이야기는 우리나라를 비롯한 세계 여러 나라의 옛이야기,
탈무드 동화, 옛노래를 개작한 것입니다.